# 죽어가는 뇌를 자극하라

오시마 기요시 지음

발 행 일  초판 1쇄 2004년 5월  1일
          3쇄 2004년 8월 17일
발 행 처  평단문화사
발 행 인  최석두
책임편집  이경숙
편집부  서정순 · 박지용
관  리  정명남 · 김주원
인  쇄  한영문화사 / 제본 정문제책 / 출력 앤컴
등록번호  제1-765호 / 등록일 1988년 7월 6일
주  소  서울시 마포구 서교동 480-9 에이스빌딩 3층
전화번호  (02)325-8144(代)  팩시밀리 (02)325-8143
**www.pdbook.co.kr**  e-mail pyongdan@hanmail.net
ISBN 89-7343-204-4-03320

# 죽어가는
## 뇌를
## 자극하라

오시마 기요시 지음

평 단

오시마 기요시의
# 뇌를 죽이지 않고 자극하는 방법

사람의 뇌는 누구의 것을 막론하고 많은 가능성을 가지고 있습니다. 그러나 그 뇌를 활용하는 데에는 사람에 따라 큰 차이가 있습니다. '나는 머리가 나쁘다' 고 생각하는 사람은, 그런 생각 때문에 실제로 머리가 나빠질 수도 있습니다. 그것은 자신의 두뇌의 가능성을 스스로 부정하는 일인데, 그런 오류를 저지르는 경우가 우리 사회에는 아주 많습니다. 자신의 머리가 나쁘다고 단정지음으로써 두뇌의 뚜껑을 덮어놓는 것과 같은 이치입니다.

학교 다니던 때를 생각해 보십시오. 유난히 공부하는 것을 좋아하는 학생이 아니었다면, 학교 공부가 시시하게 여겨져서 빨리 끝내고 친구들과 뛰어놀 일만 생각했던 적이 있었을 것입니다. 그런 경우도 마찬가지로 여길 수 있습니다. 바로 '시시하다' 는 생각을 하는 순간 두뇌의 뚜껑은 닫히게 되는 것입니다.

그러면 '주의력이 산만해지는' 뚜껑도 닫히게 됩니다. '의욕이 없다' 는 것도 뚜껑이고, '나에게는 극복해낼 힘도 없다' 는 것도 뚜껑입니다.

사람은 누구나 무한한 가능성을 지니고 태어났음에도 불구하고 그것을 충분히 활용하지 못한다면 인생의 즐거움도 반으로 줄어들고 말 것입니다. 병에 걸릴지도 모릅니다. 바로 이것이 '노화하는 두뇌'와 '좋아지는 두뇌'의 차이입니다.

아무튼 《죽어가는 뇌를 자극하라》의 결론부터 말하자면, 두뇌에 있어서 중요한 것은 '적절하게 육체를 자극하고, 정신 감각을 연마하며, 규칙적인 생활을 한다'는 것입니다. 이 책에서는 이 세 가지를 80항목으로 나누어 고찰해보기로 합니다.

물론 젊었을 때에는 공부도 해야 합니다. 공부를 함으로써 두뇌를 단련함과 동시에 친구들과 어울리기도 해야 합니다. 또 자연과 접할 수 있는 기회도 많이 가져 갖가지 자극을 받아야 합니다. 그렇게 함으로써 두뇌는 크게 자극을 받게 되고, 그러면 자신도 모르는 사이에 두뇌 지수는 계속 올라가게 됩니다. 다만, 무슨 일이든 한쪽으로만 치우치지 않아야 합니다.

두뇌는 그 연령이나 생활 환경에 따라 자극을 받는 정도가 다릅니다. 그러나 두뇌에 대한 자극은 빠르면 빠를수록 좋습니다. 살아 있다는 것은 몸이 활동하고 움직이는 것을 말합니다. 동시에 두뇌가 효과적으로 작용한다는 것은, 자극이 두뇌에 전달되어 세포가 활성화하고 있다는 것을 말합니다. 다시 말해 그 균형이 두뇌를 활성화시키는 중요한 요소로 작용한다는 얘기입니다.

두뇌에 모든 가능성이 있다는 것은 반가운 일이며 또한 매우 바람직한 일이기도 합니다. 그렇기 때문에 우리는 더욱 두뇌의 노화방지를 위해 애써야 합니다. 두뇌를 연마해서 젊음을 되찾아야만 노후의 희망도, 가능성도 있습니다.

'도무지 의욕이 없어, 나는 원래 머리가 안 좋아, 이 나이에 무슨 컴퓨터를……' 등의 생각으로 두뇌에 뚜껑을 덮는 일은 이제 중단해야 합니다. 두뇌에 뚜껑을 덮는 일이 지속되면 노화도 계속됩니다. 이제는 '두뇌'라는 '마법의 램프'를 잘 갈고 닦아 젊음을 되찾아야 할 때입니다.

두뇌에 뚜껑을 덮지 않고 '노화하는 두뇌'가 아닌 '좋아지는 두뇌'를 만들기 위해서는 어떻게 해야 하는가, 그 힌트와 지혜를 알려 드리는 것이 바로 이 책의 사명입니다.

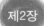

## 제3장 뇌는 스트레스와 전쟁 중

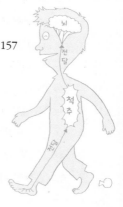

 제4장 뇌를 노화시키지 않는 생활술

## 제5장 성을 즐기는 뇌야말로 젊어지는 뇌

안다는 것, 즐거운 것은 뇌에 있어서 최대 기쁨이다. 뇌를 자극
하는 데에는 공부뿐 아니라, 흥미와 호기심을 느끼는 즐겁고
재미있다고 생각하는 것부터 시작하면 그것으로 충분하다.

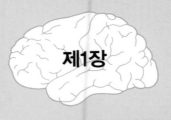

제1장

# 두뇌는
# 쓰면 쓸수록
# 좋아진다

힌트 1

# 지능의 차이는 있지만
# 타고난 뇌세포의 수는 같다

　'늙는다'는 것은 몸의 퇴축현상(退縮現象, 노안·백발·대머리·치아 기능 퇴화, 피부 탄력과 광택의 사라짐 등)과 함께 내장기능이 약화되는 것을 가리킨다. 여기에서 잊어서는 안 되는 것이 바로 뇌, 즉 두뇌이다. 두뇌 또한 몸이나 내장기능과 함께 노화가 시작되기 때문이다.

　나이가 들면서 우리 몸에 나타나는 퇴축현상과 내장기능의 둔화는 누구나 쉽게 알 수 있다. 그러면 두뇌의 노화는 우리 생활에 어떤 영향을 미치게 될까. 그 설명에 앞서, 조금 딱딱한 이야기가 되기는 하겠지만, 우선 두뇌 노화의 메커니즘부터 살펴보기로 한다.

　사람은 누구나 뇌 전체에는 대략 1,000억 개, 그 중 대뇌신피질에는 140억 개나 되는 신경세포[neuron]가 있다. 뇌의 신경세포는 신경원(神經元)이라고도 불린다. 이 세포는 우리가 생활해 나가면서 받는 갖가지 자극을 뇌 안에서 정리하고, 신체 각 부분에 전달하여, 흥분이나 억제가 일어나게 하는 중요한 존재로서, 그야말로 삶의 근원이 되는 기능을 담당한다.

사람이 스스로 생각하고 행동하며, 이른바 '정신'이라는 기능으로 우리 마음의 상태를 관장할 수 있는 것도, 대뇌신피질을 구성하고 있는 140억 개 신경세포의 작용에 의해서이다.

참고로 원숭이의 대뇌신피질의 신경세포는 8억 개이며, 유인원인 고릴라는 38억 개이다. 이에 비교해보면 사람의 신경세포가 얼마나 많은지 알 수 있다. 사실 두뇌가 노화한다는 것은 바로 이 신경세포의 수가 줄어드는 것을 말한다.

사람의 신경세포는 20세가 지나면서 하루에 10만 개씩 줄어든다. 이러한 현상은 어느 누구에게나 똑같이 적용된다. 사람에 따라 신경세포의 수가 다르다거나, 노화하면서 신경세포의 줄어드는 비율에 차이가 나지는 않는다. 즉 사람에 따라 지능의 차이는 있을지 몰라도 타고난 뇌세포의 수는 모두 같다.

따라서 태어날 때부터 머리가 나쁜 경우는 절대로 없다. 그런데 어째서 지능에 차이가 나는가? 그것은 자라면서 받는 학습방법에 차이가 있기 때문이다. 태어날 때는 모두 똑같은 출발선에 있다 하더라도 자라나는 환경이나 공부하는 방법에 따라 달라진다. 예컨대 아무리 뛰어난 소질이나 유전자를 가지고 이 세상에 태어났다 하더라도 단순히 그것 때문에 머리의 좋고 나쁨이 결정되는 것은 아니다. 그가 어떻게 자라고 어떻게 공부했는가에 따라 두뇌 전체의 상태가 성장과 함께 달라질 수 있다.

앞에서 신경세포는 살아가는 데 있어서 근원이라 할 수 있는 기능과 역할을 한다고 설명했지만, 우리의 신경세포는 자극이 있어야 비로소 그 역할을 하기 시작한다. 갓 태어난 아기의 뇌에는 어른과 같은 수의 신경세포가 있지만, 그 기능과 역할을 충분히 전개하지 못한다. 그것은 신경세포가 아직 자극을 받지 않고 있기 때문이다. 신경세포는 그 성장과 함께 자극을 받음으로써 서로 얽히며 발달한다.

노벨의학상을 수상한 적이 있는 일본의 도네가와 마사루는 이와 관련된 연구를 많이 했다. 예컨대 쥐는 태어날 때부터 수염이 있는데 그 수염은 냄새나 온도에 대한 센서 역할을 한다. 갓 난 쥐의 수염을 깎아두면 그 쥐는 성장한 뒤에도 두뇌발달이 늦고 미로학습(迷路學習)도 제대로 하지 못한다.

사람의 경우, 대략 10세 전후해서 뇌의 신경회로망이 완성된다. 이때까지는 지능의 차이는 있다 하더라도 모두 비슷비슷한 수준이다. 문제는, 모처럼 배선(配線)이 완성된 뇌라 하더라도 활용하지 않으면 세포의 회로구성(얽힘)이 파괴된다는 것이다.

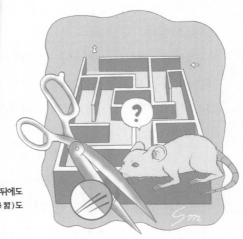

쥐의 수염을 깎아주자 그 쥐는 성장한 뒤에도
두뇌발달이 늦고 미로학습(迷路學習)도
제대로 하지 못했다.

# 두뇌를 쓰면 치매에 걸릴
# 확률이 적어진다

힌트 2

신경세포는 같은 수와 기능을 가지고 태어나지만 노화와 함께 그 수는 점차 감소된다. 뇌의 노화란, 정확하게 말하면 얽혀 있는 세포의 연결 부분이 점차 파괴되어 가는 상태를 말한다. 세포의 '얽힘'에 대해서는 뒤에 자세히 설명하겠지만, 간단히 말하면 그것은 신경세포의 흥분 횟수와 억제 횟수가 줄어들고 자극이 없어지는 상태를 말한다.

예전에 뇌의 노화 현상을 연구하기 위해 60세 이상 되는 할머니, 할아버지들의 지능을 테스트한 적이 있었다. 50점 만점에서 60대에 32.5점, 70대는 23.6점, 그리고 100세를 지나면 12.5점으로 감소되고 있었다.

60세부터 88세까지의 노인 가운데 뇌노화 현상의 종착지인 치매에 걸린 사람의 점수는 11.5점으로 100세 노인보다 떨어졌다.

사람의 일생을 통해 볼 때, 뇌의 무게는 20대를 정점으로 해서 노화함에 따라 점차 가벼워진다. 지금까지의 연구 결과에 따르면 두뇌를 쓰고 있으면 치매에 걸리는 확률도 적고 뇌도 그다지 가벼워지지 않는 것으로 나타나 있다.

여기에서 중요한 것은 뇌가 신체의 활동을 조절하고 있다는 점이다. 뇌가 잘못되면 기관지염이나 요로감염을 일으키기 쉬울 뿐 아니라 직접적인 사인(死因)으로 작용하는 경우도 있다. 치매에 걸린 사람의 수명이 짧은 것도 그 때문이다.

인간의 뇌는 나이가 들면서 세포수가 감소되기는 하지만, 계속 자극을 준다면 신경회로가 만들어져 늙지 않는다는 장점을 지니고 있다. 이것을 뇌의 가소성(可塑性, 힘을 가하면 형태가 달라지고 힘을 빼도 달라진 상태 그대로의 모습으로 남는 성질)이라 한다.

마음의 노화라면 흔히 치매를 지적하는 경우가 많다. 뇌가 노화하면 마음 한구석 상실감을 느끼게 되는 것은 분명하지만 그렇다고 마음이나 정신이 늙는 것은 아니다. 오히려 정신은 일생을 통해 성장한다는 것이 과학자들의 생각이다. 정신이 성장하고 있는 한, 뇌의 노화는 어느 정도 방지할 수 있을 뿐 아니라 젊음을 다시 되찾을 수도 있다.

이것은 뇌를 위해서라면 하루하루 건설적으로 머리를 쓰라는 의미이다. '뇌를 건설적으로 쓴다'는 것에 대해서는 뒤에서 자세히 설명하겠지만, 그것은 요컨대 아주 쉬운 일이다. 책을 읽고, 영화를 보고, 산책을 하고, 때로는 스스로 요리를 만들어보고, 장기나 바둑을 두는 등, 조금이나마 생활에 변화와 여유를 가지고 그 어떤 자극을 느끼는 정도이다. 생활환경을 바꾸라는 이야기가 아니다. 약간의 변화로도 뇌는 충분히 자극을 느낄 수 있기 때문이다.

신경회로가 완벽하게 연결되어 있는 뇌라도 활용하지 않으면 조금씩조금씩 파괴된다. 건설적으로 머리를 사용하라는 것은 자신의 생활을 재검토해서 조금이나마 더 뇌를 사용하여 생각하는 시간을 가지자는 의미이다. 그것만으로도 뇌는 활성화된다. 거꾸로 말하면, 그 방법 외에 머리가 좋아지게 하는 약은 없다. 누구나 '뇌'라는 마법의 램프를 가지고 있음에도 불구하고 그것을 닦는 일에 게으르다면 그것은 아주 어리석은 일이다. 램프는 닦으면 닦을수록 빛도 나고 녹도 슬지 않는다. 그것만으로 오래 유지할 수 있다. 뇌도 마찬가지이다. "생각하는 뇌는 젊어지는 뇌"라고 말하는 까닭이 바로 거기에 있다.

뒤에 상세히 언급하겠지만, 생각한다는 것은 공부를 하라는 의미는 아니다. 평범한 일상생활에서도 충분히 머리를 쓸 수가 있기 때문이다.

# '나는 머리가 좋다'는 생각,
# 그 자체로 뇌는 자극을 받는다

힌트 3

흔히들 "저 사람은 머리가 좋다"라든가 "저 사람은 머리가 나쁘다"라고 말한다. 하지만 과연 그럴까. 아니다. 뇌를 두고 천재와 둔재를 따질 수 없다. 즉 좋은 두뇌도 없고 나쁜 두뇌도 없는 것이다. 사실 머리가 좋다는 것은 머리가 유연하고 부드러우며, 시야가 넓고 의욕이 있으며, 발상을 전환할 수 있고 호기심이 강하며, 감동을 잘 하고 다른 사람에게 친절하며, 생명을 존중하고, 그리고 건강한 것을 말한다. 요컨대 심신이 모두 건전한 사람을 가리키는 것이다.

그렇다면 그런 유연한 두뇌를 가지려면 어떻게 해야 하는가. 약이나 음식으로는 불가능한 일이다. 그것은 역시 자신의 노력으로 해낼 수밖에 없다. 중요한 것은 지속적으로 머리를 활용하고 생각하려는 노력을 게을리해서는 안 된다. 그러기 위해서는 나이가 들어도 건강에 신경을 써야 한다.

우리가 하는 모든 행동, 즉 음식을 먹고, 영화를 보고, 책을 읽는 등은 항상 쾌감을 느끼기 위해서 하는 것이다. 특별한 사정이 없는 한, 싫어하는 것을 먹거나 시시한 이성을 만나든가 또는 재미없는 영화나 책을 보지 않는다. 굳이 불쾌한 느낌을 찾아다니는 사람은 없다. 맛있었다, 재미있었다, 기분이 좋았다 등 한 번 체험한 쾌감은 아주 어렸을 때부터 기억 속에 남게 되고, 그러면 그 사람은 성인이 되어서도 다시 그 기억을 찾아 행동하게 된다. 이것을 뇌생리학에서는 보수행동(報酬行動)이라 한다.

사람이든 동물이든 모든 행동은 이러한 '쾌감의 추구'에서 비롯된다. 동물의 경우는 태어날 때부터 유전자에 의해 조립된 설계에 의하는 때도 있지만, 사람의 경우에는 태어나자마자 체험한 여러 가지 기억에 의해, 그 쾌감을 다시 한 번 느끼고 싶다는 욕구에 의해 행동하게 된다. 사실 사람의 두뇌 발달은 그러한 사실에 의해 크게 좌우된다.

뇌는 사람의 모든 것을 지배한다. 인간이 행동하거나 생각하는 것 가운데 뇌와 관계없는 것은 하나도 없다. 뇌는 그 사람 자신인 것이다. 되풀이 말하지만 뇌에는 좋은 뇌도 나쁜 뇌도 없다. 누구나 같은 것을 가지고 있으며 누구나 그것을 통해야만 살아갈 수 있다.

"저 사람은 머리가 좋아." 하고 말하는 것은 어디까지나 그 사람이 살아가는 방법을 가리키는 말이다. 오늘날에는 머리가 좋다고 하면 유명 대학에 들어가거나 우수한 기업에 들어간 사람을 말하는 것처럼 인식되고 있지만, 이것은 잘못된 생각이다.

대부분의 사람들은 학창시절 공부에 관한 유쾌하지 않은 추억들이 몇 가지씩 있을 것이다. 그런 기억들로 인해 공부를 잘하고 못하고에 따라 머리가 좋다, 나쁘다고 판단하기 쉽다. 하지만 사실 따지고 보면 바람직한 삶의 방법을 선택하는 것은 좋은 두뇌이며, 바람직하지 못한 삶의 방법을 선택하는 것이 나쁜 뇌라 할 수 있다.

흔히들 머리가 좋다는 것을 기억력이 좋다는 것과 혼동한다. 백과사전처럼 기억한 것을 술술 외우면 수재라 한다. 하지만 대개 그런 사람은 독창성이 없어 사회에 유익한 존재가 되지 못한다. 독창성이 없고 암기력만 강한 사람의 두뇌는 오히려 나쁘다고 해야 할 것이다.

사람의 두뇌는 그 누구의 것이나 모두 훌륭할 가능성을 지니고 있다. 그러나 그 활용 방법에 있어서는 능숙한 사람도, 서툰 사람도 있다. '나는 머리가 나쁘다' 는 따위의 생각은 잊어버리고 오히려 '나는 머리가 좋다' 고 생각하면 그 자체만으로 뇌는 자극을 받는다. 자신의 일생이 시시하다고 생각하면 그 순간 뇌는 활력을 잃고 만다.

그것이 바로 사고 정지 또는 의욕 상실과 연결되어 뇌의 노화를 급속하게 진행시키는 것이다.

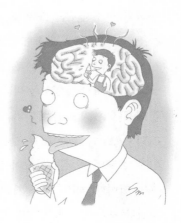

뇌생리학의 보수행동? 어렸을 때, 한 번 체험한 쾌감은 기억 속에 오래 남게 되고, 성인이 되어서도 다시 그 기억을 찾아 행동하게 된다.

# 나이가 들어도, 자극이나 학습에 의해 네트워크를 늘려라

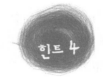

힌트 4

"요즘은 무슨 일이든 잘 잊어버려. 사람이름도 잘 생각이 안 난다"고 하는 현상은 전형적인 뇌의 노화 증상이다. 즉 기억의 신경 회로가 녹슬었다는 증거이다. 어찌하여 그렇게 된 것일까. 여기에서 우리는, 신선한 자극이 없이 나날을 보내거나, 어쩐지 축 늘어지는 생활을 해온 결과 일찍 뇌가 노화된다는 사실을 알아야 한다.

뇌의 신경세포는 20세를 지나면서부터 누구나 하루에 10만 개씩 감소된다. 날마다 생활에 긴장감을 주고 뇌를 자극하는 어떤 일이든 시작하지 않으면 신경세포는 죽게 마련이다.

이미 앞에서 설명했듯이 사람은 누구나 140억 개의 대뇌신피질 신경세포를 가지고 태어난다. 뇌 전체로는 1,000억 개이지만 그 중 우리의 지(知)와 관련 있는 것은 140억 개이다. 문제는 그 세포 사이 사이를 연결하는 네트워크가 없으면 뇌가 정상적으로 기능하지 못한다는 점이다. 어떤 것을 기억하거나 학습할 때는 신경세포로부터 신경섬유 또는 수상돌기(樹狀突起)가 뻗어 나와 다른 세포와 연결된다.

연결되는 수가 많을수록 뇌는 많은 정보를 처리할 수 있다. 비록 신경세포가 감소되더라도 그 연결 부분이 많다면 머리는 언제나 생생하다.

그 연결에 필요한 것이 시냅스(synapse, 결합부)이다. 시냅스는 식물의 싹처럼 뇌가 활성화됨으로써 만들어진다.

한 개의 신경세포는 자극에 따라 1,000개부터 20만 개의 시냅스를 만들 수 있다. 따라서 시냅스는 천문학적 숫자로까지 증산된다. 이 시냅스를 많이 만들고 유지하게 해주는 것은 바로 외부정보에 의한 자극과 영양을 보급해 주는 글리아(glia) 세포이다. 이러한 뇌의 신경회로망은 학습에 의해 자극을 주는 한, 나이에 관계없이 계속 증식된다. 우리 주위에는 상당한 고령임에도 불구하고 젊은이 못지않게 정정하며 논리정연하게 사물의 이치를 푸는 사람을 종종 볼 수 있다. 그것은 그 사람의 신경회로망이 생생하게 젊음을 유지하고 있기 때문이다.

여기에서 우리가 생각해야 할 것은 뇌의 신경회로망, 즉 네트워크를 어떻게 늘려주는가 하는 점이다. 새롭게 공부를 시작해서 뇌에 자극을 주는 것은 물론 필요한 일이지만, 그보다 아주 간단한 방법이 있다. 예를 들면 건망증 때문에 뭐든 잘 잊어버린다면 되도록 그것을 생각해내도록 노력한다. 시간이 걸리더라도 생각이 날 때까지 노력하는 것이 중요하다. 당장은 생각이 나지 않더라도 항상 그것을 생각하고 있으면 어느 날 갑자기 떠오르는 수가 있다.

그 순간 뇌에서는 신경세포로 가는 신호의 흐름을 나쁘게 만들던 네트워크의 녹슨 부분이 없어지고 예전처럼 원활한 신호의 흐름이 다시 전개될 것이다. 그럴 때 그 사람은 목에 걸렸던 것이 시원하게 내려가는 듯한 커다란 안도감이 몸 전체에 퍼지는 것을 느낄 것이다. 이것은 대뇌가 그때까지의 욕구불만을 해소하고 커다란 만족감, 즉 쾌감에 빠져 쾌감 호르몬이라 불리는 물질을 보낼 때 나타나는 현상이다.

다시 한 번 되풀이하지만 우리의 뇌는 전체에 1,000억 개, 대뇌신피질에만 140억 개의 신경세포를 가지고 있다. 그 신경세포와 신경세포를 연결하는 시냅스라는 이음매는 나이와 관계없이 주위환경으로부터 균형 있는 자극이 주어지는 한 계속 성장하며, 뇌는 그때마다 젊음을 되찾게 된다.

동시에 신경세포의 5배에서 10배에 이르는 글리아 세포도 증가된다. 글리아 세포란, 신경섬유에 덮개를 씌우기도 하고 간접적으로 신경세포를 연결하는 신경회로망을 형성한다. 또 글리아 세포는 신경세포에 영향을 주는 노폐물을 받아 처리할 뿐 아니라 해로운 것을 걸러내는 중요한 역할을 한다.

뇌의 신경회로는 여러 가지 자극을 받음으로써 계속 성장하게 된다. 또 신경세포 하나가 1,000개에서 20만 개의 시냅스를 만들어내 그 하나하나가 모든 생물의 몸을 조절하는 신경기능의 기본이 된다. 이것을 뉴런(neuron)이라는 신경단위로 부르는데 그 수는 500조 개가 넘는 천문학적 숫자에 이른다.

젊었을 때는 뇌의 노화에 대해 관심도 없지만 누구나 40대가 지나면서부터는 그 증상이 확실하게 나타나기 시작한다.

뇌가 차츰 노화하기 시작하면 사회인으로서의 무거운 책임에서 오는 스트레스나 육체적 노화 현상도 이 시기에 한꺼번에 표면화된다.

그러나 뇌는 균형잡힌 자극을 주면 줄수록 발달한다. 뇌의 신경세포가 날마다 죽어간다 하더라도 실제로 뇌의 역할을 지탱하는 것은 신경회로망이기 때문에, 아무리 나이가 들어도 자극이나 학습에 의해 네트워크를 늘리며 항상 매끄럽게 신호가 흐르게 해두면 뇌는 언제나 쾌감을 느껴 젊음을 유지할 수 있게 된다.

# 가벼운 운동이나 단순작업으로
# 뇌의 긴장을 풀어주어라

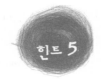

힌트 5

사람의 몸 가운데 가장 빨리 발달하는 것이 뇌이다. 그리고 그 뇌가 우리를 사람답게 생활하게 하고 행동하게 한다. 즉 사람을 비롯한 모든 동물의 행동은 모두 자극에 대한 뇌의 반응에 의한 것이다.

우리가 하는 일, 생각하는 것 가운데 뇌와 관계없는 것은 하나도 없다. 무엇을 먹을 것인가 선택하는 것도 뇌이고, 텔레비전 프로그램을 선택하는 것도, 그리고 업무를 처리하는 것도 뇌이다. 연인과 대화할 때 재미있는 말로 상대방을 웃기거나, 또 섹스에서의 쾌감을 느끼는 것도 뇌이다. 오늘은 어디를 갈까 결정하는 것도, 그리고 영화를 보았을 때 재미있다든가 시시하다든가 느끼는 것도 뇌이다.

뇌란 바로 그 사람 자신인 것이다. 뇌는 모든 일을 인식하기 때문에 애당초 이 세계에서 뇌와 관계없는 것은 하나도 없다.

우주라든가 아직 보지 못한 별의 존재, ET를 아직 보지 못했다고 인식하는 것도 뇌이기 때문에, 뇌는 그 사람의 모든 행동이나 생각과 관련이 있다.

그런 의미에서 볼 때 뇌에는 좋다, 나쁘다 하는 가치 기준이 있을 수 없다. 뇌는 누구에게나 있고 또 누구나 그것을 통해야만 살아갈 수 있으며 존재할 수 있다. 그런데 그 뇌는 항상 적절한 자극을 받지 않으면 이내 둔화되고 뇌력(腦力)이 저하되고 만다.

'아직 젊으니까……' 하고 생각하다가는 뇌의 급속한 쇠퇴를 따라가지 못하게 된다. 앞서 보았듯이 인간의 뇌는 신경과 신경을 연결하는 시냅스를 통해 정보를 처리하며, 평소에 뇌를 훈련해두지 않으면 그 시냅스의 수가 급속하게 줄어든다.

뇌를 훈련한다고 하면 아주 거창하게 들릴지 모르지만 사실은 그렇지 않다. 예컨대 하루 가운데 그 어떤 즐거운 일을 하나라도 찾아내고, 스트레스와 같이 뇌에 나쁜 영향을 주는 긴장을 느꼈다면 가벼운 운동이나 단순작업으로 뇌에 대한 긴장을 풀어주도록 한다. 그런 정도의 신경을 쓰는 것만으로도 뇌력 저하를 방지할 수 있다.

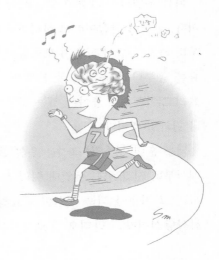

스트레스를 받았다면 가벼운 운동이나 단순작업으로 뇌에 대한 긴장을 풀어 주는 것이 중요하다.

# '안다'는 쾌감이
# 뇌를 생생하게 만든다

힌트 6

뇌는 이 사회나 세계를 비롯해 인생에 관한 모든 것을 알고 싶어 한다. 그리고 뇌는 그것을 알게 됨으로써 생생하게 활성화된다. 즉 안다는 것, 새로운 것을 발견한다는 것은 뇌에 있어서 최대의 기쁨이며 훈련이라 할 수 있다.

뇌를 훈련하는 가장 손쉽고 빠른 방법 가운데 하나가 공부나 학습이다. 공부나 학습이라고 하니까 "역시 그렇군, 난 안돼!" 하고 체념부터 하는 사람이 있을지 모르겠지만 그것은 잘못이다. 뇌훈련에 필요한 공부나 학습은 수학 문제를 푼다든가 한자 연습을 한다든가, 그리고 기억력이 좋아야 하는 것과는 거리가 멀다. 그것은 어디까지나 결과일 뿐이다.

뇌를 훈련하는 것, 그것은 우선 자신의 호기심을 만족시키는 방법에서부터 시작된다. 예컨대 여러 가지 수수께끼를 풀며 즐기기 위해서는 그 기초가 되는 지식이 필요하다. 언젠가 어린이들을 위한 전화상담실이라는 라디오 프로그램이 있었는데, 어린이들의 질문에 어른들이 제대로 답을 못해 진땀을 흘렸던 적이 있다.

우리는 말을 할 수 있는데 원숭이는 왜 말을 못하는가? 또 고래는 우리와 같은 포유동물인데 어째서 바다에서 사는가? 또 남자아이는 고추가 있는데 왜 여자아이는 고추가 없는가? 등 재미있는 질문도 있었다. 그러한 질문에 대답하는 사람이 과연 어떤 말을 할지, 어른들도 흥미진진하게 들었던 프로였다.

사실은 그러한 호기심이 기초가 되어 어린이들의 뇌가 훈련되며, 다음 공부나 학습을 이어간다. 지식을 얻어 무엇인가 알게 되는 것도 살아가는 즐거움 가운데 하나인 것이다.

오랜 옛날, 인류의 선조들은 호기심으로 커진 두뇌를 사용하여 위험한 것을 알아차리는 법, 사냥하는 법, 곡식을 키우는 법 등을 발견했다. 그것은 바로 몰랐던 것을 알게 되었다는 의미이다.

뇌는 새로운 사실을 알게 되는 순간에 아주 큰 기쁨을 느낀다. 공부의 재미는 바로 그런 데에 있다. 역사나 과학, 또는 외국어나 수학 등에 호기심을 느끼면서 이에 대해 조금씩 알게 될수록 뇌는 더욱더 왜? 하고 느끼며 뇌세포 신경을 동원하여 노력하게 된다. 그리고 그것을 알게 되면 결과적으로 즐거움을 느끼고 젊음을 되찾게 된다.

그러나 현실은 정반대이다. 모두들 공부를 싫어하며, 학교를 졸업하면 속시원하게 생각한다. 학교가 교도소처럼 생각되었던 사람도 있을 것이다. 이것은 뇌가 "알았다!"는 기쁨을 맛보지 못한 데에서 오는 불행이다. 입시와 점수 위주의 경쟁 교육으로 인해 본래의 아는 기쁨이 사라져버린 것이다.

영어를 매우 싫어하는 사람이 있었다. 그런데 그는 어른이 되어다 늦게 영어 공부를 시작했다. 미국인 아가씨를 좋아하게 된 것이 이유였다. 영어는 그녀와 대화할 수 있는 유일한 수단이었고, 그는 열심히 노력했다. 그 결과가 어떻게 되었는지는 알 수 없지만 그는 영어를 알기 시작하자, 어학의 재미에 눈뜨게 되었다고 한다.

학교 공부가 시시하게 느껴지는 것은, 무엇 때문에 그것을 해야 하는지 모르는 데에서 비롯된다. 즉 호기심이라는 최초의 동기가 없기 때문이다. 동기가 없으면 무슨 일이든 힘들고 괴로운 법이다. 오늘날 학교 교육의 가장 큰 오류는, 공부는 즐겁고 재미있는 것이라는 사실을 가르치지 않는 데에 있다. 즐겁고 재미있는 것부터 시작한다는 것도 학습을 향해 가는 첫걸음이다.

# 뇌는 항상
# '쾌감'을 요구하고 있다

힌트 7

안다는 것이 왜 그렇게 재미있을까 하고 의문을 느끼는 사람도 있을 것이다. 앞에서 설명했듯이, 안다는 것은 바로 뇌가 기쁨을 느낀다는 증거이다. 뇌가 기뻐하는 것, 그것을 우리는 "뇌가 쾌감을 느낀다"고 말한다.

뇌를 통해 수수께끼를 풀거나 난관을 이겨낸다거나, 또 어려운 문제를 푼다든가 장막에 싸인 비밀을 알아내게 되면 기분이 좋아진다. 더 간단하게 말하면, 사람은 누구나 알고 싶었던 것을 알게 되었을 때 "해냈다!", "그렇구나, 그런 것이었구나!" 하는 기분을 느낄 것이다. 이것을 성취감이라 하는데 이는 뇌가 그렇게 느끼기 때문이다.

성취감은 기분이 좋아지게 만든다. 가슴이 시원해지는 느낌이 들 것이다. 뇌가 그것을 느끼는 순간, "나는 머리가 나쁜 것이 아닐까?" 하는 의문이 사라지게 된다.

뇌에는 쾌감신경이라는 것이 있다. 그것은 A10 신경이라고도 하는데 이는 뇌 전체에 골고루 퍼져 있다. 뇌에서 어려운 문제라고 여겨지는 상태에서 문제를 풀면, 이 신경에 베타 엔도르핀이라는 쾌감의 전도자라고 불리는 쾌감 호르몬이 분비된다. 이것이 뇌가 느끼는 쾌감의 근거가 된다.

안다는 것은 쾌감신경의 종착역으로, 이 베타 엔도르핀이 분비되는 것을 말한다. 이것은 학교 공부에서도 마찬가지이다. 공부벌레라 불리는 수재들도 사실은 그 쾌감을 맛보기 위해 공부한다. "아니다, 시험에 합격하기 위해서이다"라고 수재는 말할지 모르지만, 그 시험의 벽을 넘어서는 것도 쾌감이다.

뇌는 항상 그 쾌감을 요구하고 있다. 쾌감이야말로 인생의 등대라 할 수 있다. 어떤 사람이 자신의 인생은 성공적이라고 느낀다면 그것은 그러한 쾌감이 그 사람에게 지속되고 있기 때문이다.

그것을 보고 "그 정도로 성공적이라 하다니" 하고 말하는 것은 착

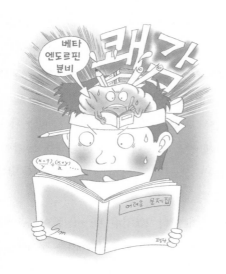

어려운 문제를 풀면 뇌에서
베타 엔도르핀이 분비…
공부벌레, 수재들도 쾌감을
맛보기 위해 공부한다!

각이다. 사람에게는 저마다 성공의 등급을 지니고 있다. 당사자가 거기에 도달했다고 생각한다면 그것으로 족할 것이다.

뇌의 입장에서 보면 어떤 성공이든 성공은 성공이다. 자신이 도달한 단계를 성공이라고 생각함으로써 그 사람의 쾌감신경은 자극을 받게 되며, 그 사람의 뇌는 그것만으로도 활력이 넘치게 된다.

이제 쥐에 대한 실험을 살펴보기로 하자. 전극(電極)을 쥐 뇌의 쾌감이 느껴지는 부분에 삽입하고 페달을 밟으면, 전류가 흘러 쾌감 중추를 자극하게 된다. 그런데 그것이 식욕을 자극하는 쾌감 중추일 경우, 쥐는 페달을 계속 밟으며 먹지 않아도 쾌감을 느끼는 대리만족을 느끼게 된다. 따라서 쥐는 먹이를 먹지 않아 쇠약해지면서도 페달을 계속 밟는 현상이 일어난다.

디지털에 의해 점령당한 오늘날의 인간들도 이런 실험용 쥐처럼, 식욕이나 성욕의 쾌감을 찾아 페달을 밟는 것만으로 만족하고 있는지 모른다.

인생에 있어서 성공이란, 기분 좋은 시간을 얼마나 많이 보낼 수 있는가에 있다. '해냈다'고 생각하는 순간, 막혔던 뇌의 뚜껑이 열리고, '알았다'는 쾌감의 순간을 얼마나 많이 누릴 수 있는가 하는 것이 곧 인생을 성공으로 이끄는 최선의 방법이라 해도 과언이 아니다. 이처럼 사람의 뇌는 항상 자극을 요구하고 쾌감도 요구한다. 즉 뇌는 여러 가지 일을 알고 싶어한다.

뇌에 자극을 주어 훈련하는 것을 공부 또는 학습이라 했다. 따라서 여기에서 말하는 공부나 학습은 학교에서 말하는 것과는 다르다는 것을 알게 되었을 것이다. 사람은 언제 어디서나 호기심을 가지게 마련이다. 중요한 것은 그것을 만족시켜야 한다는 점이다.

되풀이 말하지만, 뇌에 있어서 무엇인가를 안다는 것은 최대 기쁨이며 바로 쾌감이다. 왜냐하면 뇌 안에는 인간의 뇌라 불리는 대뇌 신피질이 있는데, 그 뇌야말로 다른 동물과는 달리 나이에 관계없이 쾌감에 의해 계속 발달하기 때문이다.

그러나 뇌가 나이에 관계없이 쾌감에 의해 계속 발달한다는 것은 알았지만, 그렇게 되기 위해 뇌를 활성화하려 해도 이제는 무리일 것이다. 왜냐하면 20세를 지나면서 뇌는 쇠퇴 일로를 걷게 되니, 그게 그렇게 간단치만은 않다. 그러나 뇌는 아무리 나이가 들어도 갈고 닦을수록 좋아질 수 있으며, 젊음 또한 되찾을 수 있다.

이에 대해서는 뒤에서 상세히 설명한다.

힌트 8

# 나이와 무관하게
# 뇌는 연마할수록 좋아진다

사람의 뇌는 20세를 지나면서부터 하루에 10만 개씩의 신경세포가 죽어간다. 그리고 신경세포의 수가 감소되는 만큼 뇌는 줄어든다. 그렇다고 그것이 직접 뇌의 쇠퇴와 이어지는 것은 아니다. 만일 그렇게 된다면 학자나 예술가는 모두 10대에 모든 연구를 끝내고 그 결과가 나와야 할 것이다.

자기 자신에 대해 생각해보자. 20세 무렵의 자신과 현재의 자신을 비교할 때, 과연 어느 쪽이 인간으로서 더욱 현명한가 살펴보자. 인간의 뇌에는 1,000억 개나 되는 신경세포(뉴런)가 있다. 뉴런은 각기 독립되어 있지만, 각 기능이 장기세포에서처럼 독립되어 있는 것은 아니다.

뉴런에는 뉴런과 뉴런 사이의 연락을 관장하는 시냅스라는 이음매가 있고, 뉴런 하나에 약 100개에서 20만 개의 시냅스가 달라붙어 있다. 뉴런을 정거장이라 한다면 시냅스는 철로길에 해당된다. 그리고 뇌 안에 퍼져 있는 방대한 철도 네트워크 위를 끊임없이 돌아다니고 있는 갖가지 열차가 정보인 셈이다.

앞에서 설명했듯이, 뉴런 자체는 20세를 지나면 급속히 상실되고 그에 따라 시냅스도 감소된다. 그러나 남아 있는 뉴런에도 얼마든지 정보를 축적할 수 있고, 균형잡힌 자극을 받으면 새로운 시냅스가 꽃봉오리처럼 부풀기도 한다. 그리고 이 시냅스에 다른 세포로부터의 신경섬유가 뻗어와 회로를 만들기도 하는데, 이것이 바로 앞에서 설명한 뇌의 '가소성'에 해당한다. 예컨대 새로운 정거장이 얼마든지 늘어날 수 있다는 것이다.

20세부터 노화가 시작되는 것은 비단 뇌뿐 아니라, 우리 몸의 다른 부분도 마찬가지이다. 그러나 뇌에는 몸의 다른 부분에는 없는 '가소성'이라는 성질이 있다. 여기에서의 '가소성'이란, 환경으로부터 받는 여러 가지 자극에 반응하여 뉴런 사이의 시냅스를 만들어가는 성질을 말한다. 여기서 앞에서와 같은 비유를 하자면, 정거장의 수가 줄어도 지금까지 연결되지 않았던 노선을 얼마든지 새로 만들어갈 수 있다.

누구나 노화를 막을 수는 없다. '가소성'이 우리 뇌에서 가장 강력하게 작용하는 것은 사실 9세까지이다. 그러나 성인이 된 뒤에도 뇌의 '가소성'은 상실되지 않는다. 뇌의 기능은 몸의 다른 부분의 노화와는 반대로 20세 이후에도 향상시킬 수 있다.

이렇게 생각할 때, 중·장년기라는 것은 여러 가지 문제를 안고 있기도 하지만, 그러한 문제를 풀 수 있는 열쇠도 4, 50대에 있음을 알아야 한다.

몸과 마음이 모두 건강하다고 생각되는 이 시기에, 몸과 마음에 여러 가지 증후군이 나타날 수 있음을 알아야 한다. 중·장년이 되어 나타나는 생활습관병도 이 시기에 어떻게 마음먹느냐에 따라 상당부분 방지할 수 있다.

4, 50대는 청년에서 노년으로 가는 가교적 시기이다. 다리를 길게 하는 것도, 짧게 하는 것도 그 사람의 마음가짐에 달려 있다. 30대 후반에서 60세 전후까지는 일을 가장 왕성하게 할 수 있는 시기라 할 수 있다. 앞으로 30년 일을 더 할 수 있는 나이임에도 불구하고 일찍 일선에서 물러나는 사람이 있는가 하면 중년 이후에도 너끈히 30년 이상 자신의 일을 즐기는 사람도 있다.

해를 거듭할수록 육체가 쇠퇴해가는 것은 당연한 일이지만, 인간의 뇌는 나이와 무관하게 연마하면 할수록 좋아질 수 있고, 젊음도 되찾게 할 수 있다. 육체의 쇠퇴는 어쩔 수 없다 하더라도 뇌의 노화에 대해 유의하고 노력한다면 나이가 들어도 정신 기능은 결코 후퇴하지 않는다.

# 쾌감 호르몬은 인간의 뇌에
중요한 마약물질

힌트 9

원시적 뇌인 대뇌변연계(大腦邊緣系)는 사람에게 강인한 생명력, 다부짐, 동물적 감정을 풍부하게 하는 곳이다. 즉 대뇌변연계는 성욕과 식욕의 중추이며 풍부한 감정을 영위할 수 있게 하는 곳이다.

또 대뇌변연계는 자율신경을 지배하기 때문에 내장뇌라고도 불리며, 호르몬을 조절하는 기능도 있다. 말하자면 원시 이래 대지에 뿌리내린 생명의 원천을 탄생시키는 곳이다.

사실 뇌를 젊어지게 하는 열쇠는 바로 여기에 있다. 그리고 또 하나의 열쇠가 전두연합야(前頭連合野)라는 데에 있으며, 다른 명칭으로 인간의 뇌라 불리는 대뇌신피질의 역할이 그것이다.

뇌는 사람의 호기심이나 학습 의욕에 의해 활성화되고, '알았다'고 생각하는 순간에 쾌감을 느낀다. 그리고 그것이 활발하게 작용할 때 뇌는 크게 발달한다. 시각을 바꾸어 본다면 공부나 학습, 또는 호기심을 만족시키는 참맛은 그러한 활발한 뇌를 만드는 데에 있다.

앞서도 설명했지만, 이 뇌가 쾌감을 느끼는 것은 쾌감신경에 베타 엔도르핀이라는 뇌 속 호르몬(뇌 속 모르핀이라 부르는 사람도 있다)이 분비되기 때문이다. 다만 현재 그 부분에 있어서는 여러 가지 학설이 있는데, 뇌생리학에서는 아직 가설로만 존재한다. 이에 따라 설명을 진행하면 베타 엔도르핀은 '몸 안에서 만들어지는 모르핀' 이라 불릴 정도로 마약과 비슷한 성질을 갖고 있다.

베타 엔도르핀은 단백질에서 분해된 작은 단백질로 아픔을 완화시키는 작용을 한다. 다만 모르핀이나 다른 마약은 다량으로 섭취하면 인체에 해롭고 중독되어버리지만, 베타 엔도르핀처럼 뇌 속에서 분비되는 호르몬은 중독성이나 인체에 악영향을 미치는 일이 없다.

베타 엔도르핀이 분비되면 사람은 쾌감을 느낀다. 예를 들어 어떤 사람이 업무 결과에 만족감을 느낀다면 그 사람의 뇌에는 많은 양의 베타 엔도르핀이 생긴다. 그렇게 되면 커다란 쾌감 속에서 뇌는 조금더, 조금더 하며 쾌감을 더욱 찾게 된다. "알았다! 해냈다!" 할 때 쾌감신경에 베타 엔도르핀이 분비됨으로써 뇌는 쾌감을 느끼는 것이다.

최근 연구에 따르면, 뇌 속에서 분비되는 호르몬에 인내력이나 창조력을 발휘할 수 있게 하는 성분이 있음을 밝혀냈다. 또 뇌 속에서 분비되는 호르몬과 면역력과 직접적인 관계가 있다는 사실도 밝혀냈다. 몸에 스트레스가 가해지면 거기에 대항하기 위한 면역물질의 하나로, 뇌하수체에서 ACTH(부신피질 자극 호르몬)와 베타 엔도르핀이 만들어진다는 사실이 입증되었다. 본래 그 두 물질은 형제 같은 사이이다. 따라서 뇌 안에서 분비되는 마약물질은, 사람이든 동물이든 강한 아픔이나 가혹한 스트레스를 견디기 위해 만들어지는 것이라 추측된다. 최근에는 이를 응용하여, 실제로 암환자의 고통을 완화하기 위해 척수액 속에 베타 엔도르핀을 넣는 시도도 있었다. 그야말로 뇌 속에서 만들어지는 모르핀이라 할 수 있다.

또 뇌 속에서 나오는 마약물질은 스트레스를 해소하는 데에도 효력이 있다. 사람이 스트레스를 받으면 부신피질에서 ACTH라는 물질이 분비되어 신체가 받고 있는 스트레스를 완화시켜준다. 또 동시에 같은 양의 베타 엔도르핀이 분비되어 정신적인 스트레스를 완화시켜준다.

이렇게 두 종류의 물질이 마음과 몸에서 양면작전을 전개하여 스트레스로부터 인간을 지켜준다. 만일 베타 엔도르핀이 나오지 않는다면 사람은 스트레스에 눌려 몸도 마음도 엉망이 되고 꼼짝할 수 없는 상태에 빠지고 말 것이다.

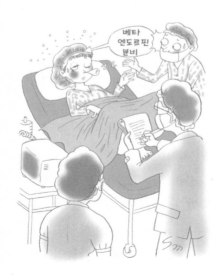

출산 도중 졸립다고 호소하는 산부도 베타 엔도르핀이 나오기 때문! 뇌 속에서 분비되는 호르몬에는 인내력과 창조력을 발휘할 수 있게 하는 성분이 들어 있다.

또 최근 연구에 따르면, 베타 엔도르핀은 임신과 출산 중에 많이 증가된다고 한다. 심한 진통이 계속되는 출산임에도 불구하고 산부가 비교적 태연한 얼굴을 하고 있는 것도 이 베타 엔도르핀 덕분이다. 산부 중에는 출산 직전이나 출산 도중에 졸립다고 호소하는 사람이 많이 있다. 이 역시 베타 엔도르핀 때문이다. 출산 때 산모뿐 아니라 태아에게도 베타 엔도르핀의 양이 증가한다는 것 또한 널리 알려져 있는 사실이다.

이 물질은 그밖에도 체온을 조절하거나 면역력을 강화시키는 등 많은 부분에서 인간의 생명 활동에 공헌하고 있다.

지금은 쾌감신경이 A10신경이라 불리지만, 그것이 쾌감을 느낄 수 있도록 만들어준다는 뜻에서 쾌감신경이나 황홀신경이라고도 불리고 있다.

# 뇌기능이 저하되면
# 베타 엔도르핀이 분비되지 않는다

앞에서 뇌 호르몬의 일종인 베타 엔도르핀에 대해 설명했다. 여기에서는 다시 쾌감 정보가 대뇌신피질에 전달되는 것을 돕고 있는, 시냅스 안의 신경전달물질 도파민(dopamine)에 대해 고찰하기로 한다.

예컨대 뇌의 신경세포에서 다음 신경으로 정보를 전달하는 것은 신경세포의 이음매인 시냅스이며, 이때 작용하는 신경전달물질이 바로 도파민이다.

이 도파민은 아미노산[amino酸] 가운데 하나이며, 치로신에서 만들어지는 아민[amine]의 일종이다. 사실 치로신은 마약의 주성분이다. 따라서 뇌 안에서 마약 물질이 만들어진다고 하니 놀랄 수밖에 없는 일이다. 그러나 쾌감은 치로신이라는 성분이 아니면 느낄 수 없는 아미노산 물질이다.

특히 도파민은 사람의 대뇌에서만 대량으로 분비된다. 사람이 느끼는 쾌감의 정도가 다른 동물에 비해 두드러지게 큰 이유 중의 하나가 거기에 있기도 하다.

도파민은 뇌의 신경세포가 느끼는 쾌감이나 흥분을 전달하는 데에 중요한 역할을 하는 뇌 호르몬의 일종이지만, 이것 역시 쾌감물질이다. 그렇게 따지고 보면 도파민은 시냅스에서 작용하는 작은 쾌감물질의 하나라고 생각할 수 있다.

그런데 시냅스에서 작용하고 있는 작은 분자는 뇌의 각 부위에 따라 각기 다르다. 쾌감이나 흥분을 신경에서 신경으로 전달하는 것은 모두 도파민이지만, 가장 고급 뇌인 대뇌신피질에 들어가면 신경의 흥분 전달에 작용하는 아세틸콜린이라는 물질로 바뀐다.

치매 노인, 특히 알츠하이머의 노인성 치매는, 대뇌기저핵 또는 전두연합야의 아세틸콜린 계통이 완전히 파괴되어 생기는 것이다.

뇌에는 대뇌기저핵이라는 부위가 있는데, 그곳은 뇌의 다른 부위와 밀접한 관련을 맺는 가운데 수의운동(隨意運動, 움직이려고 생각하면 움직일 수 있는 몸의 동작)을 원활하게 하며, 근육의 긴장을 조절하는 작용을 한다. 그러나 노인성 치매가 진행되면 아세틸콜린을 주려해도 잘 되지 않는다.

도파민이나 베타 엔도르핀 등의 중요한 쾌감물질도 뇌기능이 저하되거나 발달 상태가 떨어지면 분비되지 않는다. 예컨대 뇌의 영양원(榮養源)은 포도당인데, 그것이 결핍되거나 뇌의 발달이 저하되면 베타 엔도르핀을 분비하는 데 방해를 받게 된다.

# 쾌감, 쾌락을 혐오하는
# 사람은 빨리 노화된다

힌트 11

이제 쾌감물질에 의해 좌우되는 쾌감신경에 대해 생각해보자. 즉 뇌 호르몬이 어떻게 쾌감으로 전달되는가 하는 것이다. 간단하게 말하면, 뇌가 쾌감을 느끼게 되는 것은 도파민이 운반해온 쾌감정보를 베타 엔도르핀이 대뇌 안에서 결실을 맺게 하는 것이라고 생각하면 될 것이다.

우리의 뇌는 3층 구조로 되어 있다. 위에서부터 대뇌피질(大腦皮質), 대뇌변연계, 그리고 가장 아래쪽에 척수와 이어지는 뇌간(腦幹)이 있으며, 그 안에 시상하부(視床下部)라는 부위가 있다. 쾌감신경이 생겨나는 근원지는 중뇌(中腦)에 있으며, 그곳에서부터 섬유가 뻗어나와 이 시상하부를 통과한다. 뇌간을 지난 쾌감신경은 여기에서 갈라지며 여러 곳으로 뻗어간다. 우선 욕망이 발생되는 중추가 있다. 그것은 식욕과 성욕이다. 시상하부에 있는 식욕, 성욕 중추는 서로 바로 옆을 지나고 있기 때문에 성욕과 식욕에 쾌감이 수반되는 것은 당연하다. 말하자면 양쪽에서 서로 공을 주고받는 셈이 된다.

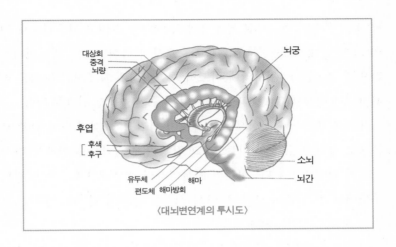

대상회
중격
뇌량

뇌궁

후엽

후색
후구

유두체
편도체 해마방회

해마

소뇌

뇌간

〈대뇌변연계의 투시도〉

 욕망은 단순히 본능일 뿐이며 생물적 욕망에 불과하다. 그 욕망이 고급 뇌인 대뇌신피질로 옮겨지면서, 의욕에 넘치고 늠름하며 다부진 모습의 사람으로 변화시킨다.

 쾌감신경은 또 대뇌신피질로 올라가 지(知)·정(情)·의(意)의 영역을 지난다. '의'란 동물의 경우 단순한 생리적 욕망을 뜻하지만, 사람의 경우 그것은 의욕이 된다.

 쾌감신경이 더욱 위로 올라가면 공격심이나 행동력을 요하는 영역을 지나게 된다. 동물 실험에서도 그 부분을 자극하면 강한 쾌감을 나타낼 때가 있다. 원칙적으로는 사람도 마찬가지이다. 단순한 쾌감은 우선 그곳에서 느끼게 된다. 사람의 경우 그곳은 감정에 작용하는 '정'의 영역이다.

 쾌감신경은 또 뇌 한가운데에 있는 대뇌변연계를 지난다. 이곳에는 대뇌기저핵의 하나인 미상핵(尾狀核)이 있는데, 이것은 기쁨의 표정을 만드는 작용을 한다. 또한 쾌감신경은 중핵(中核)이나 측핵(側

核)으로 뻗으며 적극적인 행동력에 작용한다. 그리고 최종적으로 뇌의 가장 앞에 있는 전두엽(前頭葉)으로부터 방사형으로 대뇌신피질 안으로 퍼져간다. 전두엽에 이르러 쾌감신경은 창조적인 능력을 발휘하거나 대상핵(帶狀核)과 연동하며 각종 본능을 발휘하게 된다.

요컨대 쾌감을 요구함으로써 욕망이 생기고, 그것이 뇌의 위쪽 부분으로 올라가 감정에 이르고, 그 감정이 공격력을 포함해서 다시 '지'의 영역으로 간다. 이것이 동물이라면 대뇌변연계의 절반 정도 부분에서 일단 끝이 난다. 따라서 소박한 본능이 만족을 얻으면 그것은 쾌감으로 전달된다.

이것이 우리가 느끼는 쾌감 또는 쾌락의 실태이다. 쾌감이나 쾌락을 혐오스럽게 생각하는 사람은 살아 있을 가치가 없다. 그런 사람의 뇌는 젊어지기는커녕 노화되기만 할 뿐이다.

영웅호색(英雄好色)이라는 말이 있다. 영웅은 뛰어난 용기와 포부를 가지고 있다는 의미이다. 그러한 사람이 보다 승화된 형태의 성욕을 가지고 있다 하더라도 특별히 이상할 것은 없다.

필자가 평소부터 쾌락의 기치를 높이 들고, 생명이 있는 한 전진하라고 부르짖는 이유도 거기에 있다.

쾌감물질은 그밖에도 많은데, 현재 약 20종이 발견되어 있다. 이러한 물질은 단지 쾌감을 전달하는 신경전달 물질일 뿐만 아니라 그 이외에 여러 가지 역할을 한다.

한편 베타 엔도르핀 가운데 뇌하수체에서 만들어지는 것은 말초혈관으로 나오기 때문에 측정이 가능하지만, 시냅스로 정보를 주고받는 것에 대해서는 현재 측정이 불가능하다. 그러므로 현재 부분적으로는 가설로서 소망을 담아 설명하고 있음을 염두에 두기 바란다.

뇌는 '사고 정지'라는 뚜껑을 덮고 있으면 노화될 뿐이다. 뇌를 젊게 하려면 무엇이든 재미있거나 즐거운 것을 해야 한다. 그렇게 함으로써 뇌 호르몬이 증가하게 된다.

어쨌든, 우리 뇌는 신비할 정도로 오묘하게 만들어져 있어서 새삼 놀라지 않을 수 없다. 인생에 있어서 중요한 것은 자신에 대한 믿음이다. 인생에 있어서 성공을 거둘 수 있는 방법은 자기 자신을 믿는 것 외에는 없다. 자신감을 가지는 데에도 쾌감신경이 관여한다. 스스로의 기분을 좋게 하는 것이 성공이라면, 항상 기분 좋은 인생을 살아야 한다. 갑자기 높은 장애물을 넘으려 하면 실패한다. 작은 것부터 실천해야 한다. 그것이 반복된다면 결국엔 높은 장애물도 넘을 수 있게 된다.

# 동물도 '쾌감'을 얻기 위해
# 뇌를 계속 자극한다

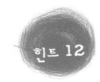

힌트 12

쾌감에 대해 조금 더 쉽게 설명해보자. 쾌감이란 도대체 무엇인가. 쾌감은 사람에게만 있는 감정이 아니라 쥐, 원숭이도 느낄 수 있는 감정이다. 그러나 동물의 경우 그것을 쾌감이라 하지 않고 보수행동이라 한다. '보수' 란 심리 실험의 용어이다.

예를 들어 페달을 밟으면 쥐의 뇌 속에 약한 전류가 흐를 수 있도록 자기자극장치를 만들어두도록 하자.

일단 페달을 밟기 시작한 쥐는 쾌감이 생기기 때문에 한없이 페달을 밟게 된다. 또 쥐는 자극하는 장소에 따라 1시간에 8,000번 이상 밟기도 하고, 한두 번에 그치는 수도 있다. 페달을 밟는 장소에 따라 쾌감의 정도를 예측할 수 있는데, 끊임없이 페달을 밟는 장소는 쾌감이 생기는 영역이고, 이내 중단하는 장소는 불쾌감이 생기는 영역임을 알 수 있다.

또 한 가지 다른 실험을 보자. 철망 한쪽 벽에 페달을 달고 그것을 발로 누르면 먹이를 얻을 수 있는 장치를 한다. 페달을 눌러 먹이를 먹을 수 있는 것을 안 쥐는 쾌감에 끌려 끊임없이 페달을 누르게 된다.

위의 두 가지 실험을 통해 우리는, 쥐가 쾌감이라는 보수를 얻기 위해 자신의 뇌를 계속 자극한다는 사실을 알 수 있다. 따라서 이를 쾌감이라 부르지 않고 보수행동이라 하는 것이다. 이러한 실험을 통해 알 수 있는 것은, 거의 모든 동물 행동의 심리과정은 쾌감에 의해 추진된다는 것이다.

모든 동물에 공통된 이런 소박한 행동은 개체 유지와 종족을 보존하려는 본능에서 기인한다. 이것은 먹고 낳고 죽어가는 과정에서, 감각하며 지각(知覺)하고 학습하며 사고(思考)하고 동기를 부여하는 행동이다. 사람과 고등원숭이를 제외한 모든 동물이 공통적으로 가지고 있는 마음은 정동(情動, emotion)이라 불리는 소박한 마음이다. 모든 것은 본능의 충족 정도에 따라 표기된다. 즉 본능이 채워지면 쾌(快), 충족되지 못할 때에는 불쾌, 불쾌가 쌓이면 불안이 되고, 나중에는 그것이 욕구불만이 되며, 이를 해소하기 위해 분노로 변모한다.

이러한 쾌 · 불쾌 · 불안 · 분노 등의 단순한 마음은 사람에게도 나타난다. 아직 대뇌신피질이 덜 발달된 갓난아기에게서 볼 수 있는 것이다.

갓난아기에게 배고픈 것은 불쾌이며, 엉덩이가 젖는 것도 불쾌이고 고독 또한 불쾌이다. 그러나 반대인 경우에는 방긋방긋 웃으며 유쾌하고도 소박한 표정으로 자신의 감정을 표현하게 된다.

# 생각 · 계획 · 판단 · 창조에는 전두엽이 작용한다

힌트 13

현대 사회에서 우리 뇌는 갖가지 스트레스에 노출되어 있다. 그러나 그것들을 피하기만 한다면 우리 생활은 바로서지 못한다. 더욱이 그러한 마이너스 지향은 뇌를 노화시킬 뿐만 아니라 인생 그 자체도 시시한 것으로 만들기 쉽다.

심한 노동에 지친 몸은 휴식을 통해 피로를 해소할 수 있다. 마찬가지로 스트레스에 지친 뇌도 휴식을 통해 재충전된다. 또 생활 속에서 상실되고 있는 여러 가지 뇌에 자극을 주어 뇌기능을 회복하면 잠자고 있던 진짜 뇌력(腦力) 즉 젊은 뇌가 소생하게 된다. 이렇게 활성화된 뇌야말로 인생이나 사업에 있어서 중 · 장년의 생활을 보다 윤택하게 해준다.

사람의 뇌는, 흔히 컴퓨터에 비유된다. 컴퓨터의 기계 본체는 하드웨어이며, 그 안에 있는 프로그램은 소프트웨어이다. 소프트웨어가 없는 컴퓨터는 그저 한낱 기계상자에 불과할 뿐이다. 사람으로 말하면, 갓 태어난 아기에 비유할 수 있을 것이다. 다만 인간의 뇌는 본능이라고 할 수 있는 기본 소프트웨어를 처음부터 갖추고 있기 때문에 방대한 양의 데이터가 뇌에 수용되어 있다.

그러나 그 데이터를 살리기 위해서는 다양한 소프트웨어가 있어야 한다. 그 소프트웨어를 전문적으로 개발·관리하는 곳, 즉 인간의 모든 행동을 관리하는 프로그래밍 센터가 뇌의 신피질에 있는 전두엽이라는 곳이다. 전두엽은 정확하게 이마 부분에 해당된다. 그것이 쾌감을 느끼는 뇌이다.

이 전두엽은 원숭이에게도 있지만 그 크기는 인간의 10분의 1에도 못 미친다. 사람은 발생 이래로 그 이마를 한없이 크게 만들어온 것이다.

원숭이에서 사람으로 진화되는 과정을 보면, 약 3만 년 전에 나온 크로마뇽인에서부터 한층 이마가 커지고 있다. 그 이전의 네안데르탈인 등은 이마가 그리 크지 않았다. 옆에서 보면 네안데르탈인의 이마는 완만한 경사를 이루고 있는 반면, 크로마뇽인의 이마는 수직으로 서 있다. 양자의 뇌 크기는 별 차이가 나지 않지만, 전두엽의 크기는 다르다. 뇌에서 전두엽이 차지하는 비율은 크로마뇽인의 경우가 훨씬 크다.

중요한 것은, 인류 역사상 가장 오래된 것으로 추정되는 스페인의 알타미라 벽화라든가 스페인과 프랑스 국경에 있는 라스코 동굴 속에 그림을 남긴 것이 바로 크로마뇽인이라는 점이다. 그 이전의 네안데르탈인 등에서는 찾아볼 수 없었던 기술이다. 바로 거기에 전두엽의 큰 비밀이 있다.

왜냐하면 그림이란 추상적인 언어이기 때문이다. 즉 그것을 그리고 커뮤니케이션의 수단으로 사용한다는 것, 다시 말하면 언어를 구

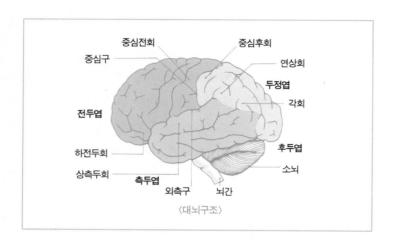

중심전회　　　　　중심후회
중심구　　　　　　　　　연상회
　　　　　　　　　　두정엽
　　　　　　　　　　　　각회
전두엽
하전두회
상측두회　　측두엽　　　후두엽
　　　　　외측구　　뇌간　소뇌

〈대뇌구조〉

사했다는 사실은 그들의 이마(전두엽)가 커지게 된 근본 요인이 되었
다는 것이다.

　인간의 행동을 프로그램화하는 장소는 이마에 있다. 행동을 프로
그램화하기 위해서는 기본적으로 언어를 사용해야 한다. 사물을 생
각하게 하고, 계획하게 하며, 판단하게 하고, 새로운 것을 창조하고,
또 인간을 인간답게 만드는 것은 모두 전두엽의 작용 때문이다. 그
러므로 뇌를 활성화하려면 먼저 전두엽을 활성화해야 한다.

# 튼튼한 치아, 규칙적인
# 생활습관 등이 뇌를 젊게 한다

신체의 여러 기능은 나이가 들면서 체력과 함께 약해진다. 전신 지구력 판정에 구체적으로 사용되고 있는 '최대 산소 섭취량' 이라는 지표가 있다.

이것은 최대동작을 취했을 때 몸 안에 산소를 얼마나 받아들일 수 있는가 하는 능력을 측정하는 것이다. 여기에는 호흡기계나 순환기계의 기능이 반영되는데, 30대의 값을 100이라 하면 80대에는 30까지 저하되는 등 나이를 먹을수록 스태미나가 쇠퇴됨을 보여준다.

진화된 인간을 결정짓는 첫 번째 요인은 바로 두 발로 걷는다는 사실이다. 그런 만큼 다리와 허리, 그리고 그것을 지탱하는 호흡·순환기계를 튼튼하게 유지하는 것은 스태미나를 유지하는 데에 꼭 필요하다. 이를 위해 일생 동안 적절한 운동으로 경쾌한 걸음걸이를 유지할 필요가 있다.

뇌의 노화를 방지하기 위해서는 육체연령과 함께 정신연령, 다시 말하면 정신·신경계의 쇠퇴 정도에 대해 체크해야 한다. 말할 것도 없이 정신의 근원은 뇌이지만, 그 뇌의 노화를 수치로 파악하는 것은 상당히 어려운 일이다.

뇌는 20세 무렵을 정점으로 해서 나이와 함께 조금씩 감소·위축되기 시작한다. 그러나 뇌의 생리적 노화는 개인차가 많고, 신경세포가 감소되면 모든 것이 위축된다고 단순하게 말할 수는 없다.

뇌세포가 죽어가는 질병인 알츠하이머형 노인성 치매에 걸린 사람의 뇌도, 거의 위축되지 않은 상태를 보이고 있다. 반대로 뇌가 상당히 위축되어 있음에도 불구하고 전혀 치매 증상이 나타나지 않는 경우도 얼마든지 있다. 세포가 감소되거나 위축되는 등 생리적 노화 현상이 진행된다고 해서 뇌기능 자체가 쇠퇴하는 것은 아니다. 지능은 나이에 관계없이 상승 경향을 나타낸다는 데이터도 있다. 또 육체 연령에 비해 정신 연령이 훨씬 젊은 사람도 있다. 그러한 경우를 보면, 뇌는 쓰면 쓸수록 그 기능이 발달한다는 사실을 알 수 있다.

생활 리듬이나 식욕 또는 성욕 등 자연적이고 생리적인 욕구를 나타내는 생물 시계도 뇌 안에 프로그램화되어 있다.

생명력의 기초는 뇌에 있으며, 뇌를 훈련함으로써 심신의 노화현상이나 쇠퇴해가는 스태미나를 회복시킬 수 있다. 이를 위해서는 규칙적인 생활습관을 가져야 한다. 식사시간이 불규칙적이고 단백질을 충분히 섭취하지 않으면서 염분이나 알코올을 많이 섭취하는 사람, 우유를 마시지 않는 사람, 야채나 과일을 적게 먹는 사람 등은 주의해야 한다. 단백질이 많이 포함된 음식을 규칙적으로 섭취함과 동시에 술이나 담배를 절제하는 것도 중요하다.

이러한 식생활도 관련이 있겠지만 최근 건강한 80세의 노인과 알츠하이머병을 앓고 있는 80세의 노인에 대해 치아 잔존수를 조사했던 적이 있다. 전자는 9개, 후자는 3개라는 결과가 나왔다. 잘 씹을 수 있는 치아를 가지고 있는 것도 뇌의 질병을 방지해주는 역할을 한다. 또 한 가지, 미국 등에서는 알츠하이머병의 재활 훈련에서 후각 테스트도 실시한다. 알츠하이머병을 방지하기 위해서는 후각도 중요하다. 음식 맛의 80퍼센트는 냄새에서 온다고 한다. 그만큼 치아로 잘 씹고 냄새와 함께 음식맛을 잘 느끼는 것이 뇌의 노화를 방지해준다는 점을 알아두면 유용하다.

그러기 위해서라도 규칙적인 생활로 건강 유지에 힘쓰고, 또한 즐겁고 보람 있는 생활을 위해 노력할 필요가 있다. 중요한 것은 적절한 육체적 자극과 정신적인 쾌감 감각, 그리고 규칙적인 식사와 수면이다. 이 네 가지를 통해 리드미컬한 쾌감을 뇌에 준다면 뇌를 활성화시키고, 젊음을 되찾을 수 있다.

# 뇌를 좋게 하는 처방법 1

* 지능의 차이는 출생 후 학습방법이나 자라나는 환경에 따라 달라진다. 문제는 두뇌를 사용하지 않으면 세포가 파괴된다는 사실이다. 두뇌를 위해서 책도 읽고 산책도 하는 등 일상생활에서의 작은 자극이 중요하다. 그것만으로도 뇌의 신경세포를 자극할 수 있다.

* 뇌의 네트워크를 증가시키는 것만으로 언제까지나 젊은 두뇌를 유지할 수 있다. 예를 들어 건망증이 심할 때에는 잊어버린 기억을 되찾으려고 노력하는 것만으로 뇌의 신경세포에 퍼진 녹슨 부분을 없앨 수 있고, 다시 생각해 냄으로써 쾌감 호르몬이 나와 뇌가 다시 생생해진다.

* 하루 중 무엇이든 즐거운 일을 찾아내 실천에 옮기고, 뇌에 어떤 나쁜 긴장을 느끼면 가벼운 운동이나 단순작업을 통해 그 긴장을 풀어주어서 뇌력 저하를 방지할 수 있다.

* 안다는 것, 즐거운 것은 뇌에 있어서 최대 기쁨이다. 뇌를 자극하는 데에는 공부뿐 아니라, 그 어떤 흥미 있는 것이나 호기심 있는 것 등 즐겁고 재미있다고 생각하는 것부터 시작하면 그것으로 충분하다.

* 안다는 것은 직접적으로 뇌가 느끼며 기뻐하는 바이다. 인생의 성공이란 기분 좋은 시간을 얼마나 가지는가에 달려 있다. 그러기 위해서는 자기식으로 왕성한 호기심과 탐구심을 가지고 사물에 임하며, 무엇인가를 알았다 하는 순간을 항상 체험한다. 그것만으로 뇌는 크게 쾌감을 느끼는데 그것은 결과적으로 뇌의 노화를 방지하고 젊어지게 하는 결과를 낳는다. 쾌감의 전도자라 불리는 쾌감 호르몬도 스스로 만족감을 느끼게 되면 뇌에 대량으로 생성된다.

✳ 중요한 쾌감물질은 뇌기능이 저하되면 나오지 않게 된다. 또 사고의 뚜껑을 덮으면 뇌는 노화할 뿐이다. 뇌가 젊어지게 하려면 자신이 재미있다고 생각하는 것이나 즐겁다고 느끼는 것을 시작해야 한다. 그러면 뇌 호르몬은 계속 생성된다.

✳ 잠자고 있는 뇌력을 소생시키기 위해서는 가끔 뇌를 쉬게 할 필요가 있다. 휴식함으로써 뇌는 재충전되고, 그 뇌로 생각하면 더욱 실력을 발휘할 수 있다. 재충전된 뇌에 여러 가지 자극을 주면 젊고 싱싱한, 활성화된 뇌를 되찾을 수 있다.

✳ 뇌를 훈련하면 심신의 노화현상이나 쇠퇴해가는 스태미나를 회복할 수 있다. 그러기 위해서는 규칙적인 생활이 기본이 되어야 한다. 식사도 단백질이 충분히 포함된 음식물을 규칙적으로 섭취함과 동시에 술이나 담배를 절제하는 것도 중요하다.

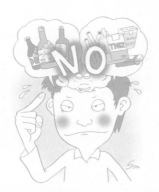

뇌의 노화를 막기 위해서 술이나 담배를 절제하는 것도 중요!

사물에 대해 긍정적으로 생각하며, 재미있다고 느끼고,
호기심을 가져야 한다. 생활자세만 바꿔도 뇌는 젊어진다.

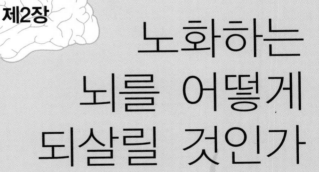

제2장

# 노화하는
# 뇌를 어떻게
# 되살릴 것인가

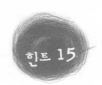

# 인생을 지배하는 것이
# 뇌라는 사실을 깊이 인식하라

힌트 15

우리는 일상생활 속에서 효과적인 뇌활용 방법에 대해 생각하고 실천하며 뇌의 쾌감도를 높일 필요가 있다. 일상생활 속에서 즐거운 생활을 보내기 위해 뇌를 어떻게 활용해야 하는지 살펴보기로 하자.

뇌를 효과적으로 활용한다고 해서 학자가 된다든가, 기발한 생각을 이끌어내는 천재가 되는 것은 아니다. 누구나 뇌를 충분히 활용하여 쾌감을 얻는다면, 그러한 생활 속에서 우리의 뇌는 노화되지 않고 젊음을 되찾을 수 있다.

그러기 위해서 우리는 일상생활 속에서 어떠한 일을 해야 하는가. 사실 거창한 일을 필요로 하지는 않는다. 평소 우리가 하고 있는 생활, 그 작은 부분에 있어서 뇌를 효과적으로 사용하기만 하면 된다. 그리고 되도록 뇌가 쾌감을 느껴 쾌활하게 작용하도록 뇌를 자극하는 길뿐이다.

가장 필요한 것은, 지금 내가 하고 있는 모든 일을 뇌가 하고 있는 것이라는 자각과 함께 뇌를 보다 더 잘 활용하고, 활발하게 움직여야 한다는 적극적인 생각이 중요하다.

젊어지는 뇌를 위해서는 아주 작은 규칙만 지키면 된다. 무엇을 하든 무의식적으로 행동하는 것이 아니라 생각하고 행동에 옮기는 것이 중요하다. 그저 되는대로 행동하는 것은 금물이다.

여기서 주의해야 할 것은 자각도 반성도 없이 질질 끌려가는 식으로 시간을 허비하지 말아야 한다는 사실이다. 이러한 나태한 시간은 열려 있는 뇌의 뚜껑을 덮어버리는 결과가 된다.

인생에 있어서 중요한 것은 세세한 지식을 습득하는 것이 아니라, 어떻게 사는가 하는 것이다. 컴퓨터를 사용할 줄 안다든가 사용할 줄 모른다든가, 또는 발상이 풍부하다든가 풍부하지 않다든가 등, 우리의 일상 속에는 세세한 일들이 참으로 많이 존재한다.

그러나 중요한 것은 전체를 파악하는 일이다. 전체라 함은, 인생을 지배하는 것이 뇌라는 사실을 깊이 인식하고 '알았다' 하는 기쁨과 '해냈다' 하는 성취감을 소중히 여기며 뇌를 기분좋게 해주는 일이다.

뇌는 싫어하는 것, 귀찮은 것, 재미없는 것, 흥미 없는 것에 대해서 일종의 혐오감이나 거절 반응을 보인다. 급기야 생각하는 것, 판단하는 것을 거부하기도 한다. 즉 뇌의 시냅스 배선 움직임에 정지 현상이 생기게 된다.

이러한 현상을 막기 위해서는 사물에 대해 긍정적으로 생각하며, 재미있다고 느끼고, 호기심을 가져야 한다. 생활자세만 바꿔도 뇌는 젊어진다.

1977년 말 122세의 나이로 세상을 떠난 잔느 카르만이라는 프랑스 여성은, '항상 웃는 것, 지루하지 않게 생활을 보내는 것'을 장수의 첫째 비결로 삼아왔다고 한다.

즉 예민한 감성으로 매사에 호기심을 보이며 살아온 것이, 뇌를 활성화시키고 순조로운 몸 상태를 유지하면서 늙지 않고 오랫동안 장수할 수 있었던 비결이 되었을 것이다. 동일한 생활환경에서 같은 일을 하고 있어도 매우 행복해 보이는 사람이 있는가 하면, 온 세상 불행을 혼자 짊어진 것 같은 모습을 보이는 사람도 있다. 그 차이는 어디서 오는 것일까.

사실은 여기에서도 뇌가 큰 작용을 하게 된다. 굳이 말한다면 행복해 보이는 사람의 뇌는 젊고, 온 세상 불행을 혼자 짊어진 사람처럼 행동하는 사람의 뇌는 노화되어 있을 것이 분명하다. 그것은 작은 일에 얼마나 많이 감동하느냐, 하는 것에도 차이가 난다. 우리 주위에서 일어나는 많은 일들을 어떻게 받아들이는가, 그 받아들이는 방법에 따라 뇌에도 차이가 생기게 마련이다.

# 뇌는 태어날 때부터
# 수치심이 없다

힌트 16

어떤 일에 대해서도 시시하다, 대수롭지 않다, 나와는 관계없다고 생각하는 무기력하고 무감동적인 사람은 뇌에 암세포를 달고 사는 것과 같다. 그런 태도에 뇌는 아무런 자극도 받지 못한다.

더욱 나쁜 것은, 일단 시시하다고 생각하기 시작하면 무엇을 보든 시시하다고만 느껴져 감동이 일어나지 않는다는 사실이다.

감동이 일어나지 않으면 어떻게 되는가. 상쾌하고 시원한 기분이 들지 않아 항상 좋지 않다. 따라서 인간관계에 있어서도 틈이 벌어지기 쉽다. 기분이 우울하니까 몸의 면역력도 떨어져 병들기도 쉽다.

앞에서 소개한 잔느 카르만이라는 사람의 '항상 웃는 것'이라는 일생의 모토는, 그녀가 감동하기 쉬운 뇌를 가지고 있다는 증거라 할 수 있다. 잘 웃는 사람은 슬플 때도 크게 울 수 있다.

웃고 울고, 그것이 인생이다. 감동하는 능력은 아주 사소한 것으로 족하다. 어쩌다 마주치거나 체험한 일을 재미있다고 생각할 수 있으면 되는 것이다.

　무엇이든 생각하기 나름이다. 그것을 판단하는 것은 오직 뇌이다. 뇌가 그것을 깨달았을 때 뇌의 힘, 즉 뇌력은 크게 향상되고 인생도 즐거워진다.

　또 강연회 도중 말뜻을 알 수 없는 단어가 나왔을 경우, 부끄럽다고 뇌의 뚜껑을 덮는 것도 노화를 초래하는 일이다. 주위 사람에게 물어볼 때 느끼는 부끄러움은 순간에 지나지 않는다. 어른이 되면 누구나 "그것은 어떤 의미입니까?" 하고 대놓고 물어보기 힘들다. 대화가 중단되고, 그런 것도 모르는 무식한 사람이라는 소리가 듣기 싫어서이다. 그래서 그 자리에서는 알고 있는 척하지만 문제는 그 뒤다. 그 말을 다시 찾아 확인할 수 있는 적극성이 필요하다.

　지금은 퍼스컴의 전문용어라든가 신문용어, 젊은 사람들의 의미를 알 수 없는 말 등, 뜻을 알 수 없는 말이 홍수처럼 넘쳐난다. 눈 깜짝할 사이에 어떤 말은 죽어버리고 또 어떤 말은 새롭게 사전에 오르기도 한다. 정보의 발걸음은 빠르다. 하지만 넘쳐나는 정보들에 관심을 갖고 하나하나 알아나가다 보면 새로운 흥미를 느낄 수 있게 된다. 호기심은 뇌세포를 활성화하는 데에 없어서는 안 될 아주 중요한 요소이다. 호기심이 없어지면 뇌의 노화는 빠르게 진행된다. 젊어진다는 것은 상상도 할 수 없다.

　어쨌든 물어보는 것이 부끄럽게 생각된다면, 그 사람은 이미 노화의 출발점에 와 있다고 할 수 있다. 뇌에 있어서 '수치'는 생각하는 뇌를 덮어버리는 거대한 뚜껑이다. 수치스러우니까 하지 않는다, 부끄러우니까 물어볼 수 없다는 등, 수치심이 행동에 장애가 되는 경우가 많다.

이런 경우 그 사람이 부끄러워하는 것은 바로 자기 자신이다. 그러나 문제는 간단치 않다. 알지 못한다는 사실이 더욱 부끄러운 일이다. 그러니까 물어보면 쉽게 해결된다. 부끄러우니까 하지 않겠다는 식의 태도는 자신에게 온 기회를 결국 놓치는 결과를 초래하기도 한다.

뇌는 항상 새로운 정보를 찾고 있다는 점에서 볼 때, 뇌는 태어날 때부터 수치심이 없다고 표현할 수 있겠다.

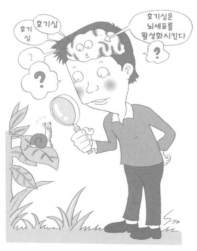

호기심은 뇌세포를 활성화시키는 중요한 요소이다. 호기심이 없어지면 뇌의 노화는 빠르게 진행된다. 젊어진다는 것은 상상도 할 수 없다.

# 필요하다고 독촉하는 것이
# 나태한 뇌를 자극하는 비결

힌트 17

뇌를 자극하는 가장 좋은 방법은 기분 좋은 일을 하는 것이다.

예를 들어 소설을 읽는다고 하자. 소설이 재미있으면 시간도 잊은 채 어서 다 읽어야겠다고 생각한다. 이것은 뇌가 그 소설을 쾌감이라고 느끼며 더 읽기를 요구하기 때문이다.

일이 쉽게 빨리 진행될 때도 마찬가지이다. 여러 가지 새로운 것을 생각해낼 때마다 작업에 리듬이 생긴다. 이것 역시 뇌가 그 일에 쾌감을 느끼고 더 하고 싶다고 지령을 보내기 때문이다.

공부를 잘하는 아이들은 대략 두 부류로 나눌 수 있다. 책만 붙들고 무조건 열심히 하는 부류와 무엇이든 잘 소화해내는 부류가 있다. 공부벌레형은 아무리 고통스러워도 참고 공부한다. 열심히 외우기 위해 잠자는 시간도 줄이고 또 줄인다. 이에 비해 무엇이든 잘 소화하는 형은 의외로 공부 시간이 짧다. 남는 시간에 영화를 보기도 하고 등산도 한다. 그것이 쾌감이다. 그리고 같은 수준에서 공부해도 쾌감을 느낀다. 이런 유형은 기분 좋은 시간을 갖는 데 열성적인 형이다.

필자도 어린시절에는 그런 사람이었다. 물론 책상 앞에 앉아 공부할 때도 있었지만, 틈만 나면 극장에 가서 만담이나 민요를 감상했다. 감히 비교할 수도 없지만, 유명한 소설가 가와바타 야스나리(川端康成)도 젊었을 때 유흥가를 많이 기웃거렸다고 한다.

한 가지 일에 열중하여 좋은 결과가 나오는 데에서 기쁨을 얻는 형은 공부벌레형이고, 무엇이든 소화해내는 전천후형은 배우고 새로운 지식을 얻는 데에 쾌감을 느낀다. 성적이 좋은 것은 그 결과에 해당될 뿐이다.

필자가 동경대학 의학부 학생이었던 시절, 자신이 쓴 교과서를 그저 읽어내려가는 교수의 수업을 거부하고 문학부 강의를 청강하러 열심히 다녔던 적이 있다. 물론 도청이었지만, 그 무렵에는 유명한 교수의 유명한 작품에 대한 강의가 있으면 때론 그렇게 하기도 했다.

재미있는 일, 기분좋은 일이 아니면 뇌는 움직이려 하지 않는다. 즉 뇌는 그만큼 게으른 기관이라 할 수 있다. 그렇기 때문에 쾌감을 조금만 더 주기라도 하면 뇌는 적극적으로 움직인다.

재미있는 일이 없다면 어디서든 따로 재미있는 일을 찾아내면 된다. 그리고 모르는 것을 알게 될 때 재미있다고 느낀다면 그것은 매우 행운이다. 어떤 공부도 즐겁게 할 수 있다.

즐겁게 하는 일이나 공부는 결과도 좋게 나오는 법이다. 머리가 좋고 나쁨을 판가름할 수 있는 엄밀한 판정 기준은 있을 수 없다. 즐거운 일을 하고 좋은 결과가 나왔다면 그것이 바로 머리가 좋다는 증거가 될 수 있다.

뇌는 나태하지만, 쾌감을 전달받으면 온 힘을 다해 노력하려는 성질을 지니고 있다. 그 사실을 알고 있다면 왜 도전을 해야 하고, 왜 좋은 결과를 이끌어내야 하는지에 대한 동기는 충분하다. 그렇다면 좋은 결과를 위해서는 어떻게 해야 하나. 그것은 간단하다. '어떻게 해야 좀더 재미있을까' 하는 것을 빨리 생각해내는 것이 중요하다. 그것이야말로 진정 머리를 좋게 하는 방법이다.

앞에서 설명했듯이, 뇌에 쾌감이 생기는 것은 뇌에 쾌감신경이 있고 거기에 뇌 호르몬이 분비되기 때문이다.

신속하게 뇌 호르몬을 분비시키려면 이미 알고 있는 바와 같이 뇌를 기분좋게 해주면 된다. 그러기 위해서는 우선 자신의 호기심에 충실해야 한다. 그것 자체를 이행하는 것만으로도 충분히 기분 좋은 일이다.

무엇인가를 재미있다고 생각하는 것, 그것도 기분좋은 일이다. 그리고 언제나 그 일에 대해 긍정적이고 적극적이어야 한다. 공적인 업무라면 그 업무를 좋아하도록 노력하는 것이 무엇보다 중요하다.

뇌에는 학습 능력이 있다. 그 능력을 활용해서 어떤 일에 있어서도 좋은 면을 찾아보려 애쓰면, 의외로 싫어했던 것도 좋아지게 된다. 설사 좋아지지 않는다 하더라도 싫어했던 마음이 어느 정도는 수그러들게 된다. 일이나 공부에 있어서도 마찬가지이다.

노력해가고 있는 동안에 계속 재미를 느끼고, 하고 있는 일이 쾌감으로 이어지면 더욱 하고 싶다는 생각이 드는 것은 아주 자연스러운 일이다.

그렇게만 되면 걱정 없다. 예컨대 섹스의 경우, 더 하고 싶다고 느끼는 쾌감도 그것과 마찬가지라 할 수 있다.

# 뇌력 향상의 열쇠는 대뇌신피질에 있다

힌트 18

배(胚)가 수정된 지 8주가 되면 그 크기는 불과 어른의 엄지손가락 정도이다. 그 중 머리 부분은 포도알 정도의 크기로 몸에 비해 이미 커져 있다. 이것은 태아가 머리부터 차례로 발육하기 때문이며, 그 머리 부분을 거의 뇌가 차지한다. 수정 후 8주가 지나면 배에서 태아로 명칭이 바뀐다. 이 무렵부터 태아의 뇌는 놀라운 속도로 성장한다.

수정된 지 4개월이 되면 뇌 전체의 구조가 나타나게 되고, 9개월이 되면 뇌는 이미 성인의 뇌와 다를 바 없을 만큼 발달된다.

수정된 지 9개월이 되면 태아의 뇌는 몸의 다른 부위에 비해 거의 다 완성된다고 볼 수 있다. 이때 뇌는 이미 그 태반을 차지하는 대뇌피질에 덮여 있다. 여기에서 뇌의 기본적 역할에 대해 설명해보자.(다음 페이지 그림 참조)

그림의 왼쪽 부분이 전두엽이며, 꼭대기가 두정엽, 옆쪽이 측두엽, 그리고 뒤쪽이 후두엽이다. 뇌는 이렇게 크게 4개 부위로 분류된

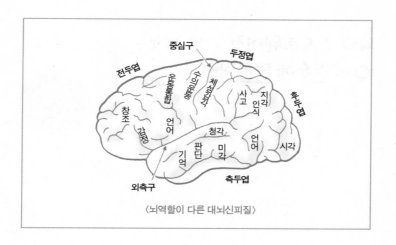

〈뇌역할이 다른 대뇌신피질〉

다. 다시 말하지만 대뇌피질에는 2개의 뇌가 있으며, 대뇌신피질은
대뇌변연계보다 나중에 만들어진 새로운 뇌로 사람에게만 있다.

원시적 뇌인 대뇌변연계는 강한 생명력과 다부짐, 풍부한 동물적
감성 등에 작용한다. 동시에 거기에서는 인간의 기본적인 마음(감성)
도 만들어진다. 여기에서는 모든 것이 쾌와 불쾌만으로 처리된다.
그런 만큼 여기에서 만들어지는 마음은 매우 단순하고 소박한 것임
을 알 수 있다.

한편 새로운 뇌인 대뇌신피질은 대뇌변연계를 이성적으로 제어하
는 역할을 하면서 대뇌변연계와 공동으로 매우 합리적인 분업 자세
를 취한다. 뇌의 노화를 방지하고 뇌력 향상을 위해서는 역할이 서
로 다른 이 두 뇌를 단련해야 한다.

# 뇌의 소프트웨어적 기본 회로는
# 10세 전후에 만들어진다

힌트 19

대뇌신피질을 단련함으로써 모든 정보는 대뇌변연계로 전해져 많은 자극을 준다. 예컨대 뇌의 소프트웨어가 건전한 것은 대뇌변연계의 뒷받침 때문이다.

대뇌변연계가 단련되면 특히 내장을 건강하게 해준다. 따라서 이곳이 약해지면 여러 가지 질병에 걸리기도 한다. 뇌력을 향상시키기 위한 중요한 열쇠가 바로 여기에 있다는 것도 그 때문이다.

대뇌피질계 중 가장 고급 역할에 관여하고 있는 것이 이 소프트웨어이다. 이곳은 뇌의 여러 부분과 연계된 가운데 외부로부터의 자극을 몇 배로 증폭시키는 기능도 가지고 있다.

사람의 뇌는 항상 쾌감을 요구한다는 관점에서 볼 때, 이 부분의 역할이 둔화되면 그만큼 뇌의 쾌감 정도도 줄어든다. 우리는 눈이나 귀, 또는 피부를 통해 들어온 자극에 반응하며 행동한다. 그 자극들은 최종적으로 신피질에 있는 대뇌연합야라는 곳으로 들어간다.

이 대뇌연합야는 행동을 일으키기 전에 쿠션과 같은 역할을 하고 있다. 이 부분은 훈련하면 할수록 지식욕이 왕성해지며 평생 동안 계속 발달한다. 이 부분을 단련하지 않으면 쾌감도 적어진다는 사실은 뇌생리학에서는 이미 상식이 되어 가고 있다. 사람의 뇌에 이 연합야가 있다는 사실을 안 지 벌써 100년이 훨씬 지났음에도 불구하고, 이제 다시 새삼스럽게 재검토되고 있는 것이 이 부위이다.

학습 등에 의해 뇌에 상쾌한 자극을 주면 그만큼 연합야의 감각은 더욱 예민해진다. 즉 공부하지 않으면 이 연합야의 역할이 둔해져 뇌력의 향상도 바랄 수 없다. 이와 같이 의욕을 불러일으키는 대뇌변연계와 함께 뇌력을 향상시킬 수 있는 또 하나의 열쇠가 이 대뇌연합야에 있다. 문제는, 이 소프트웨어적 기본 회로가 만들어지는 것이 10세 전후라는 점이다. 아직 어린애라고만 생각되는 나이에 그것이 제대로 만들어지지 않으면 수년 뒤에 찾아오는 성적(性的) 에너지를 처리하지 못하게 된다.

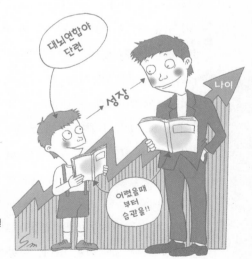

대뇌연합야는 뇌력을 향상시킬
수 있는 또 하나의 열쇠!

# '놀게 하는 것'도
# 뇌에 필요하다

힌트 20

나이가 들수록 특히 조심해야 하는 것은 대뇌변연계의 본능이나 정동(情動)의 마음이, 대뇌신피질계에 의해 너무 강하게 오랫동안 억압되면 대뇌변연계의 역할이 혼란을 일으켜 내장기관에도 나쁜 영향을 주게 된다는 점이다.

따라서 때로는 대뇌신피질계의 역할을 줄이고 대뇌변연계를 해방시켜 줄 필요가 있다. 흔히 말하는 '기분전환'이 그것이며, 이것이 바로 '놀게 하는 것'이다.

이 '놀게 하는 것'은 대뇌변연계에 대한 안전장치로서 꼭 필요한 것이다. 또 그렇게 해야만 하는 것이 뇌에 두 개의 피질을 갖고 있는 인간의 숙명이다. 어떤 기계라도 일정 기간 가동시키면 점검이 필요하듯이, 인간의 뇌도 적절한 휴식을 주지 않으면 때로 펑크가 날 수 있다.

정상적인 정신활동, 생명활동은 대뇌신피질과 대뇌변연계의 미묘한 균형 위에 성립되어 있다. 동물처럼 그저 살아가는 것뿐이라면 변연계만으로도 족하지만, 사람이 사람으로서 보다 잘 살기 위해서는 어쩔 수 없이 신피질의 힘이 필요하다.

그러나 신피질의 역할이 지나치게 강하면 변연계의 역할을 억압하게 된다. 신피질의 억압이 너무 오랫동안 강하게 지속되면 변연계의 역할이 뒤틀리고 기력도 줄어든다.

또 대뇌변연계는 내장 활동에도 관여하고 있기 때문에 당연히 인체의 내장기관에도 나쁜 영향을 준다. 젊은 사람이라면 좀 덜하겠지만, 고령자인 경우 대뇌변연계의 펑크는 극단적인 결과를 초래할 수 있다. 뇌출혈이나 심근경색 때문에 아깝게 세상을 뜨는 것도 그 때문이다.

열심히 일하는 것도 좋지만 때로 충분한 휴식을 취해 자신의 상태를 회복하지 않으면 어쩔 수 없이 은퇴하게 된다. 이 휴식이 이른바 기분전환이다. 기계로 본다면 윤활유와 같은 것이라고 할 수 있다. 기분전환이 없는 생활을 계속하면 스트레스가 쌓여 마침내는 대뇌변연계에 이상이 생긴다.

따라서 가끔 신피질의 컨트롤을 약하게 해 변연계를 억압으로부터 해방시켜 줄 필요가 있다. '기분전환' 이라는 것은 뇌를 놀게 한다는 뜻이지만, 그것은 꼭 휴일이나 여가 시간에 어디로 놀러가는 것만을 말하는 것은 아니다. 뇌를 위해 취미에 몰두하는 것도 매우 효과적인 기분전환이다. 그것은 기분전환을 지적(知的)인 활동으로 바꾸어놓는 것이다. 이밖에도 영화, 연극, 스포츠, 여행, 바둑, 장기 등 변연계를 해방시키는 수단은 많이 있다. 물론 이성과의 교제도 이에 포함된다.

대뇌변연계의 안전장치로서 뇌를 놀게 하는 것은 꼭 필요하며, 또 그것은 뇌를 활성화시키는 데 없어서는 안 될 중요한 요소이다. 다시 말하면, 공부나 일 이외에 삶의 보람을 느낄 만한 것을 찾아내는 것이 중요하다. 그러기 위해서라도 공부나 일이 끝나면 그것을 끌고 다니지 않는 습관을 가져야 한다. 일은 일이라는 생각, 일을 하는 시간과 끝나는 시간을 분명히 구별하는 자세가 필요하다. 일의 시작과 끝을 잘 전환하고 필요에 따라 뇌를 쉬게 해야 한다.

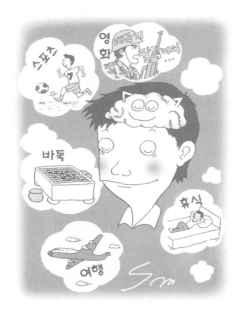

뇌를 놀게 하는 것을 '기분전환'이라고 한다. 기분전환은
꼭 휴일이나 여가 시간에 놀러가는 것만을 의미하지 않는다.
취미생활도 뇌에 매우 효과적인 기분전환이다.

# 땀이 날 정도의 '운동'도 뇌에 좋다

평소에 운동을 즐기는 일은 단지 육체의 건강뿐 아니라 뇌의 활성화로도 이어진다. 휴일에 집에서 가만히 누워 있는 것이 뇌의 휴식이라 생각한다면 그것은 잘못이다. 오히려 그런 때야말로 평소에 하지 못하는 운동을 통해 뇌를 활성화하는 것이 바람직하다.

네 발로 걸을 수밖에 없는 개의 뇌는 아무리 세월이 지나도 변하지 않는다. 그러나 400만 년 전에 직립 자세로 두 발로 걷기 시작한 우리 선조는 400그램이었던 뇌를 1,400그램으로까지 진화시켰다. 자신의 몸무게를 발끝에 두고 걸으며, 직립 자세로 해방된 두 손을 사용함으로써 뇌를 놀랍게 진화시킨 것이다.

그러면 운동이 왜 뇌에 좋은가?

모든 근육은 뇌의 지령에 의해 움직이기 때문이다. 뇌와 근육 사이에는 참으로 밀접한 관계가 있다. 운동으로 인해 대량으로 받은 자극은 즉시 뇌로 보내지고, 그것은 곧 뇌 활성화를 위한 자극이 되기 때문이다.

또 어차피 운동을 한다면 땀을 흘릴 정도의 운동량이 필요하다. 땀은 피부혈관의 혈류가 활발해지면서 발한작용(發汗作用)을 일으키게 되므로, 땀을 흘리지 않는다는 것은 피 흐름이 크게 좋아지지 않았다는 이야기이다. 직업적인 노동의 경우에는 일정 근육만 사용하는 경우가 많다. 그러므로 운동을 할 때에는 평소에 사용하지 않던 근육을 사용함으로써 평상시에는 자극을 받지 않은 채 잠들어 있는 뇌의 일부분을 깨어나게 할 수 있다.

운동을 별로 좋아하지 않는 사람이라면 되도록 걷는 것이 좋다. 이때에도 땀이 날 정도의 속도로 걸을 필요가 있다. 특히 책상 앞에 앉아 일하는 경우가 많은 사람은, 되도록 서 있거나 걸음으로써 말초혈관을 많이 움직여주면 뇌의 혈액순환도 좋아지고 산소 공급량도 증가한다.

걷는 운동은 뇌 전체에 많은 양의 혈액을 보내주고, 뇌의 기능도 10퍼센트 정도 향상시켜준다. 근육에는 근방추(筋紡錘)라 불리는 지각신경(知覺神經)의 말단 부분이 있는데, 근육이 긴장하면 먼저 그 부분이 자극을 받는다. 이 근방추에 대한 자극은 즉시 뇌로 보내져 뇌를 깨어나게 해서 활발한 활동을 전개하게 된다는 것이 뇌생리학의 정설이다.

중요한 것은 몸을 움직임으로써 뇌가 강한 자극을 받게 돼, 뇌의 활성화와 젊음을 되찾는 데에 큰 힘이 되어준다는 사실이다.

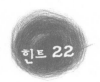

# 스킨십은 뇌 활성화의
# 에너지가 된다

힌트 22

사람은 태어나면서부터 쾌감을 원한다. 갓난아이가 엄마의 스킨십을 요구하는 것도 그 때문인데, 이 스킨십은 단지 아기들에게만 중요한 것은 아니다. 훌륭하게 성장한 어른에게도 또 노인에게도 필요하다.

혼자만의 생활을 즐기거나 기계 또는 컴퓨터만을 상대로 생활해, 다른 사람들과 접할 수 있는 기회를 별로 갖지 못하는 사람은 스킨십에 의한 효과적인 쾌감 자극이 없어져 뇌는 스트레스에 짓눌려버린다.

뇌는 피부감각에 의한 자극 외에 오감(五感)에 의해서도 자극받고 활성화된다. 오감이란 말할 것도 없이 보고, 듣고, 냄새 맡고, 맛보고, 만져보는 감각을 말한다. 사람은 만져보는 감각, 즉 촉각이 가장 먼저 만들어진다. 피부 위에는 리셉터(감각 수용기)라 불리는 정보 수용 기관이 접시 모양으로 많이 흩어져 있다. 이 리셉터를 반응시킴으로써 정보, 즉 자극을 뇌에 전달할 수가 있다. 그렇기 때문에 커뮤니케이션과 마찬가지로 뇌력을 향상시키기 위해서는 스킨십이 꼭 필요하다.

이 피부감각을 중심으로 하는 감각기관에서 보내진 쾌감은 뇌의 에너지라 할 수 있다. 바로 그것을 바탕으로 뇌가 활성화되기 때문이다.

본래 피부와 뇌는 발생학적으로 형제 같은 관계에 있으며, 신경을 통해서도 밀접하게 관련되어 있다. 굳이 말하자면 인간의 뇌는 머리 안쪽으로 깊숙이 들어온 피부라 생각해도 좋다.

이 피부에는 무한한 감각 수용기가 흩어져 있는데, 그것이 얼굴의 네 가지 감각과 한데 어울려 뇌에 작용하고, 그것은 곧 마음과 연결되어 나타나는 것이다. 그러므로 몸 전체의 피부를 중심으로 하는 감각기관을 적절히 자극하면 대뇌가 활발히 움직이게 된다.

반대로 그 감각을 자극하지 않은 채 내버려두면 어느 사이엔가 반응이 둔해지고, 뇌세포는 자꾸만 사멸하며 퇴화된다. 피부야말로 얇게 펼쳐져 우리 몸 표면을 덮는 뇌라는 사실을 알아야 할 것이다.

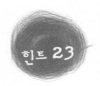

# 상상, 공상, 연상력을
# 이용하여 기억력을 높여라

힌트 23

흔히 기억력이 좋은가 그렇지 않은가 하는 것으로, 머리가 좋다 나쁘다를 판단하는 경우가 있다. 그러나 기억력에 차이가 있다 하더라도, 그것으로 머리가 좋고 나쁨을 판단하는 것은 잘못이다.

본래 사람이 여러 가지를 기억하는 것은, 뇌의 전두연합야라는 소프트웨어라든가 소뇌(小腦), 또는 대뇌변연계의 해마(海馬), 편도체(扁桃體), 그리고 거기에 측두엽이 계속 작용함으로써 가능하다. 사람에 따라 기억하는 방법은 여러 가지이지만, 같은 기억이라 하더라도 뇌의 기억력이 강한 사람일수록 더욱 명백하게 기억된다. 특히 뇌의 신경세포 사이를 잇는 시냅스가 많은 사람일수록 기억력이 좋다고 할 수 있다.

또 숫자화된 것을 눈으로 보아 기억한 것보다 몸으로 기억하는 것이 오래갈 경우가 있다. 여기에 시냅스와 기억력의 수수께끼를 푸는 열쇠가 있다.

사람은 연상력(連想力) 하나만으로, 수도꼭지에서 한 방울씩 떨어지는 물을 나이아가라의 큰 폭포로 상상할 수 있다. 또 입력된 사소한 범죄 데이터를 통해 커다란 사건을 해결하는 것도 가능하다. 이것은 그 유명한 셜록 홈즈의 대사이지만, 그 말대로 공상이나 상상, 연상 능력은 작은 한 조각의 사실을 발판으로 장대한 스토리를 만들어낸다. 이러한 작용이 가능한 것도 뇌의 뉴런끼리 여러 가지 회로를 이어주는 역할도 하기 때문이다.

연상력을 높이면 그만큼 많은 뉴런 회로를 활용할 수 있게 되며, 그렇게 되면 당연히 뉴런의 네트워크도 증가한다. 이 연상력을 활용하면 뇌는 젊음을 되찾고 그 활성화를 도모할 수가 있다.

사물을 기억한다는 것은 이 시냅스의 형태와 숫자와 장소를 바꾸는 작업을 통해 지식을 받아들이는 과정이다. 그리고 기억은, 학습 결과를 자주 이용할 수 있도록 시냅스로서 저장해두는 상태라고 생각하면 뇌를 훈련하는 의미가 이해될 것이다.

뇌는 자극에 의해 항상 변하는 성질(가소성)을 가지고 있는데, 기억이란 그러한 뇌의 활동을 되도록 억제하여 남겨두려는 노력을 말한다. 이것은 바꾸어 말하면 학습과 기억이 계속되는 한, 비록 신경 세포가 감소되더라도 뇌는 노화하지 않는다는 의미이다.

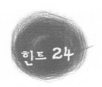

# '기억'에 의해 과거와 현재, 미래 예측도 가능하다

## 힌트 24

사람은 세상에 태어난 뒤 참으로 많은 것을 기억한다. 그러나 그 기억이 어떤 메커니즘에 의한 신경활동인지에 대해서는 지금까지 잘 알려져 있지 않았다. 앞에서 설명했듯이 그것은 지금까지 다른 정신활동과 마찬가지로, 신경회로망을 통해 신경세포 사이로 차례차례 전파되는 복잡한 신호의 흐름일 것이라고 생각되어 왔다. 그러나 1998년 8월, 그러한 예상을 뒷받침하는 획기적인 연구결과가 발표되었다. 보존된 기억을 검색하는 뇌의 신경회로를, 일본 동경대학의 미아시타 교수와 하세가와 교수 등이 원숭이 실험을 통해 밝혀낸 것이다.

미국의 과학잡지 『사이언스(Science)』에 발표된 바에 따르면, 그들은 원숭이에게 두 개의 도형을 기억하게 한 후 한쪽 도형만 보여줬을 때, 원숭이가 또 다른 하나의 도형을 생각해낼 수 있을까 실험하였다고 한다. 뇌의 정보 전달망을 여러 장소에서 차단해보는 방법이었다. 그 결과, 원숭이는 전두엽과 측두엽이 연결된 경우에는 도형을 생각해낼 수 있었지만, 전두엽과 측두엽의 연결이 끊기면 기억해내지 못하는 습성이 있었다. 이로 미루어 전두엽에서 측두엽으로 신호가 전달되면서 기억을 검색한다는 사실을 알게 되었다.

기억이 대뇌의 측두엽에 보존되어 있음은 이미 알려져 있는 사실이지만, 주로 사고(思考)를 관장하는 부위인 전두엽이 기억검색에도 중요 역할을 한다는 사실을 새롭게 알게 되었다. 같은 영장류인 사람과 원숭이의 경우, 뇌의 발달이나 기능에 기본적인 차이는 없다. 기억검색 능력을 직감적으로 생각해낼 수 있다는 점에서 컴퓨터보다 훨씬 우수하다. 따라서 이번 실험을 통해, 저장되어 있는 방대한 정보에서 순간적으로 필요한 정보를 끌어내는 사람 뇌의 작동을 설명할 수 있는 큰 단서를 찾아낼 수 있을 것으로 보인다.

뇌 속에는 세상에 태어나면서부터 지금 이 순간까지의 모든 기억이, 그것을 기억하고 있든 아니든 전부 저장되어 있다. 중요한 것은 그 기억을 필요한 때에 필요한 만큼 즉시 꺼낼 수 있어야 한다.

우리가 겪는 순간순간의 체험은 대뇌피질에 흔적이라는 형태로 새겨져 있다. 이를 기명(記銘)이라 한다. 한번 기명된 것은 보존될 뿐 아니라 필요한 때에 전에 보거나 들은 적이 있다고 확인하며 생각해낸다. 이것을 재생이라 한다. 이러한 전체적 구조를 기억이라 한다. 하지만 모처럼 기명되었음에도 불구하고 기억할 수 없게 되거나 재확인 또는 재생할 수 없게 되는 수도 있다. 이것이 잊어버리는 현상, 즉 망각이다.

한번 기억된 것이 그 상태대로 보존되는 경우는 매우 드물다. 기억 그 자체는 여러 가지 경험으로 인해 자꾸만 바뀐다. 특히 나중에 비슷한 경험을 하면 그 변화는 상당히 커진다. 어쨌든 기억이란 경험이다. 필요한 때 그 기억의 실마리를 찾아가면 힌트가 될 만한 경험 한두 가지는 나올 수 있다. 왕성한 호기심에, 경험이 많을수록 참고자료도 풍부하게 갖추어지는 셈이다.

이런 의미에서 볼 때, 기억의 역할은 공부한 것을 단지 외워두는 것에만 그치는 것은 아니다. 기억에 의해 과거와 현재를 연결하기도 하고, 과거의 기억을 이용해 미래를 예측하는 등 그 역할은 매우 크다.

뇌신경 네트워크를 연마해서 유연한 두뇌를 만들어두고 항상 맑은 머리 상태를 유지하는 것, 이것이야말로 뇌를 발랄하게 그리고 싱싱하게 만드는 필수조건이다.

# 기억은 기억하려는
## 행위에 의미가 있다

힌트 25

기억에는 단기기억, 중기기억, 그리고 장기기억 세 가지로 나뉜다.

단기기억이란, 전화번호처럼 여러 번 반복하면 기억할 수 있지만 반복을 중단하면 금세 잊어버리기 쉬운, 용량이 적은 기억을 말한다.

장기기억이란, 자전거타기나 수영처럼 평생 확실하게 기억되는 것을 말한다. 단기기억에 비해 그 기억 용량도 많아진다.

중기기억이란, 작동기억이라고도 불린다. 그것은 반복하지 않는다고 금방 잊어버리는 것은 아니지만 그렇다고 평생 계속되는 것도 아닌, 공부처럼 평소 사용하는 지식이나 생각을 가능하게 해주는 기억을 말한다. 예컨대 산수 계산에서 한 자리씩 올리면서 다른 계산을 하고 나중에 또 더한다든가 하는 것, 또는 대화에서 먼저 말한 것을 전제로 이야기를 이해하는 기억 등이 이에 해당된다.

또 기억의 종류에는 운동성 기억과 인지성(認知性) 기억이 있다. 운동성 기억이란, 몸에 의한 기억을 말한다. 운동뿐 아니라 노래라든가 글씨 쓰기, 미술이나 공예 등 몸을 움직임으로써 기술적으로 향상되는 패턴이나 테크닉의 기억을 말한다.

이에 비해 인지성 기억이란, 우리가 보고 들어서 기억하는 것으로 오감 기억이라고도 한다. 이것은 얼굴이나 이름, 풍경, 언어 등 여러 가지 기술이나 지식 등에 대한 기억을 말한다.

운동성 기억은 그것을 유지하는 데 훈련을 필요로 하지만, 인지성 기억은 특별한 훈련을 하지 않아도 감동적이거나 충격적인 기억을 평생 잊지 못하는 것으로 자연스럽게 뇌에 새겨둔다.

평소엔 의식하지 못했던 어린 시절의 기억이 고향에 갔을 때나 자기가 다니던 초등학교 앞에 섰을 때 한순간에 되살아났던 경험은 누구에게나 있을 것이다. 이것이 인식성 기억이다.

흔히 "젊었을 땐 뭐든 다 잘 기억했는데 이제 나이가 들었으니 어쩔 수 없지." 하면서 기억해내는 것을 아예 체념해버리는 사람이 있

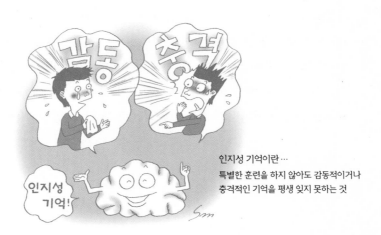

인지성 기억이란…
특별한 훈련을 하지 않아도 감동적이거나
충격적인 기억을 평생 잊지 못하는 것

다. 하지만 그렇게 체념해버리는 것 자체가 뇌에는 매우 좋지 않다.

그 증거로, 고령이 되어도 비즈니스 제1선에서 활약하고 있는 사람들을 보면, 그런 체념과는 전혀 상관 없이 자연스럽게 기억 훈련을 하고 있는 사람이 많다.

책을 읽다가 흥미 있는 부분이 나오면 밑줄을 긋고 그 페이지를 접어두는 사람이 있다. 그것은 아주 좋은 방법이다. 나중에 찾고 싶을 때 쉽게 찾아낼 수도 있고, 기억하려고 노력하는 계기가 되기도 한다. 물론 접거나 밑줄치는 것을 싫어한다면 책갈피에 종이를 끼워두는 방법도 있다. 또 평소에 작은 공책을 가지고 다니며 좋아하는 영화의 줄거리라든가 감상, 또는 마음에 드는 대사를 자세하게 써넣는 것도 좋은 방법이다.

이러한 방법은 물론 의미가 있는 일이다. 하지만 즐기면서 자연스럽게 반복하는 가운데 기억하게 된다는 더 큰 장점이 있다. 즉 자연스럽게 기억 훈련을 하게 되는 것이다. 이 훈련이 뇌에 좋은 자극을 주어 기억을 확실하게 해준다.

그렇다고 즉시 기억 훈련을 위한 공책을 만들려 생각하거나 뭔가 기억하기에 적절한 고상한 책을 찾으려 할 필요는 없다. 중요한 것은 기억하는 내용이 아니라 행위 그 자체이다. 기억되었는가 아닌가는 그다지 큰 문제가 아니다. 기억하려고 훈련하는 자체에 뇌의 노화를 방지하고 뇌의 네트워크를 늘리는 큰 의미가 있기 때문이다.

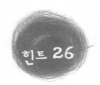

## '반복 연습'과 '주의 집중'이 기억력을 높인다

힌트 26

기억에는 운동성 기억과 인지성 기억이 있다고 앞에서 설명했다. 다시 말하면 이것은 잘 잊혀지지 않는 기억과 잘 잊혀지는 기억을 말한다.

어린아이가 주사를 맞고 아픔을 느끼게 되면 두 번째에는 주사기를 보기만 해도 울듯이, 교통사고를 당한 경험이나 물에 빠질 뻔한 기억 등 강렬한 경험은 뇌에 깊이 새겨진다.

특히 유아기의 기억은 뇌의 가소성이 강한 만큼 잘 잊혀지지 않는다. 가소성이라는 면에서 본다면, 잊는다는 것은 뇌의 가소성이 없어지는 것, 즉 뇌의 노화를 의미한다.

또 본능적 욕구라든가 강한 감정의 동요와 결부된 기억은 좀처럼 잊혀지지 않는다. 고통·분노·쓸쓸함·공포·원한·시기 등과 같이 마음과 직결되는 체험은 모두 대뇌변연계와 연관되어 있다.

운동성 기억처럼 몸을 사용하여 기억하는 것도 잘 잊혀지지 않는다. 스키·스케이트·수영·자전거타기 등은 어렸을 때 한 번 타 보았다면 오랜 기간 하지 않아도 조금만 하면 이내 옛날처럼 잘하게 된다.

중요한 것은 신경세포를 사용한다는 점이다. 예를 들면 머리와 몸을 사용하여 뇌에 자극을 주는 것이다. 머리를 사용함으로써 뇌에 여러 가지 정보를 보내고, 몸을 사용함으로써 뇌에 새로운 피를 보내주어야 한다.

또 같은 운동이라도 손을 사용해서 하는 운동은 뇌에 대한 자극을 높여준다. 예를 들면, 조깅이나 테니스 같은 운동은 뇌를 활성화시키는 데에 가장 적합한 운동이다. 두 가지 다 전신 운동임과 동시에 손을 사용하는 운동이기 때문이다.

그렇다면 얼마나 운동해야 뇌에 효과가 있는가. 하루에 한 시간 정도가 적당하다. 한 번에 10분이나 20분 정도 운동을 해도 뇌에 대한 효과는 기대할 수 없다. 뇌의 기억을 높이기 위해서라도 한 시간 정도의 운동은 계속해야 한다.

그러나 애석하게도 영어단어나 수학공식 등 지식으로 습득한 것은 쉽게 잊어버린다. 지식을 습득하기 위해서는 대뇌신피질의 역할이 필요하지만, 대뇌신피질의 역할에 의해 기억하는 것은 대뇌변연계의 역할에 의해 기억하는, 마음과 직결된 체험보다는 기억하기 힘들다.

그렇다면 기억력을 좋게 하려면 어떻게 해야 하는가. 세 가지 방법이 있다. 이 방법도 뇌의 훈련, 그리고 몸을 이용하는 습관이 몸에 배도록 함으로써 속도가 빨라지거나 기억하는 기간이 길어진다. 아무튼 그 세 가지란 다음과 같다.

반복 연습할 것
주의를 집중할 것
시간을 두고 복습할 것

기억은 반복에 의해 강화된다. 지식을 머리에 담기 위해서는 반드시 노력이 필요하다. 또 나이가 들수록 건망증이 는다고 생각되는 이유는, 기억력이 나빠졌기 때문이 아니라 자극이 너무 많아 어렸을 때처럼 주의를 집중할 수 없게 되었기 때문이다. 들은 것을 멍하니 흘러버리거나 읽은 것을 그냥 흘러버린다면 당연히 잘 기억되지 않는다. 사물을 기억하고자 할 때에는 그것에 대한 집중력이 필요하다.

한 번 뇌에 새겨진 기억은 시간을 두고 복습함으로써 강화된다. 공부의 경우, 예습보다 복습을 잘 하라는 것은 그런 이유에서이다.

어느 인기 있는 남자 배우가 텔레비전에서 이런 말을 하는 것을 들은 적이 있다.

"내 마음에 드는 아름다운 여성을 보면 그녀가 어떤 집에 살며, 어떤 음식을 먹고, 어떤 식으로 가족과 대화하며, 지금 무슨 일로 이 길을 지나가고 있을까, 이제부터 어디로 갈까, 어떤 취미를 가지고 있을까, 어떤 색깔을 좋아할까 등 온갖 공상을 다 하게 되는데 나는 그것이 취미랍니다."

그 사람은 독학으로 도자기 공예나 동양화도 가까이하고 있으며 개인 전람회도 몇 번 열었다고 한다. 그야말로 다재다능한 사람이다. 그러한 사람이야말로 뇌의 활성화를 자연스럽게 실천하고 있는 사람이라고 생각되었다. 다른 장에서 언급하겠지만, 특히 마음에 드는 여성을 관심의 대상으로 삼는 일은 뇌를 젊게 만드는 데에 일석이조의 즐거움을 준다.

연상력을 높이면 그만큼 많은 뉴런 회로를 구사하게 되며, 또 자연스럽게 뉴런의 네트워크도 증가된다. 이러한 연상력을 여러 방면에서 활용하면 뇌의 활성화를 확실하게 도모할 수 있다.

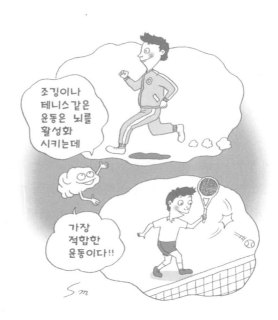

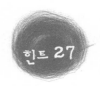

# 공부한 뒤, 잠을 자는 것도 기억력에 좋다

힌트 27

기억한 것은 어느 기간 유지되다가 곧 잊어버리게 된다. 독일의 심리학자 에빙하우스의 망각곡선(忘却曲線)에 따르면, "기억하고 나서 이틀째 되는 날, 기억한 것의 66퍼센트를 잊어버리고, 확실하게 기억한 것을 잊어버리는 속도는 매우 느리며, 한 달 뒤에도 대략 20퍼센트는 잊어버리지 않는다"고 한다.

잊어버렸던 것이 어떤 계기에 의해 갑자기 생각나는 것은, 그것이 어떤 형태로든 뇌의 어딘가에 남아 있기 때문이다.

망각의 대부분은, 그 이후의 비슷한 경험에 의해 예전에 경험했던 기억의 흔적이 영향을 받으며 변화하는 것이다. 새로운 기억이 들어와 먼저 새겨진 기억을 혼란시키면 낡은 기억은 소멸되기 쉽다.

망각을 방지하려면 기억한 뒤에 아무것도 하지 않는 것이 좋다. 좋은 방법은 공부한 뒤에 자는 것인데, 자는 것이 깨어 있을 때보다 망각 정도가 훨씬 적다는 것이 실험에 의해서 확인되었다.

잊지 않기 위한 방법으로는 반복도 물론 필요하겠지만, 공부한 뒤에는 잠을 자는 것이 가장 효과적인 방법이다. 아니면 다른 놀이를 하는 것도 바람직하다. 공부를 쉬지 않고 여러 시간 계속하는 것은 기억에 혼란을 초래할 우려가 있으므로 피하는 것이 좋다. 정신적 충격이나 뇌진탕, 뇌손상 등에 의한 기억 상실의 경우, 오래된 기억은 유지되지만 비교적 최근의 기억은 상실되기 쉽다. 이런 때에는 새로운 기억일수록 장애를 받기 쉽기 때문이다.

또 최근의 기억일수록 잊기 쉽다는 것은, 인상이 뇌에 새겨지기 위해서는 일정 시간이 필요하다는 것을 말해준다. 기억은 서서히 만들어지는 것으로, 그것이 확고하게 형성되기까지는 시간이 필요하다. 동물실험에 따르면, 학습한 뒤 15분 이내에 충격을 받으면 학습효과가 거의 없었다. 1시간 이후에 충격을 받은 경우에는 아무런 영향도 나타나지 않았다. 그러므로 공부 직후에 감정의 혼란을 야기하는 충격을 받으면 그 직전 기억은 거의 사라진다.

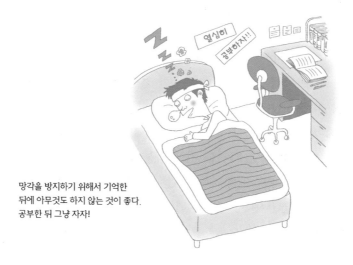

망각을 방지하기 위해서 기억한
뒤에 아무것도 하지 않는 것이 좋다.
공부한 뒤 그냥 자자!

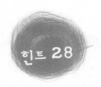

# 좌뇌와 우뇌를 균형 있게 사용하는 것이 머리에 좋다

지난 10년 사이에 일반인들에게도 우뇌라는 말이 아주 친숙해졌다. 서점에서도 우뇌에 관한 테마 서적이 자주 눈에 띈다. 사람의 대뇌는 우반구(右半球)와 좌반구(左半球)로 나뉘어져 있는데, 각기 다른 역할을 담당한다. 우뇌는 주로 공간이나 물체의 형태를 인지하며 직관, 음악 능력 등을 관장한다. 그러나 우뇌는 생각하는 뇌는 아니다. 이에 비해 좌뇌는 언어 · 논리 · 대수(代數) · 분석적 사고 등을 관장하는 생각하는 뇌이다.

뇌는 이렇게 서로 대조적 역할을 함으로써 보완하고 있다. 예를 들어 우뇌만 발달된 우뇌 인간은 감정이 풍부하고 예술적 이미지나 발상, 또는 직감도 훌륭하다. 그러나 한편으로는 자기 멋대로이며, 상식이 없고 다른 사람들과 원활한 커뮤니케이션을 취하지 못한다.

또 좌뇌형 인간은 사회성이 풍부해 상식도 갖추고 있고 업무능력도 정확하다. 그러나 응용능력이 서툴며 어떤 일에도 감동이 없고 새로운 것을 창조하지 못한다. 이로써 알 수 있듯이 어느 한쪽 뇌의 기능이 특히 중요한 것은 아니다. 좌우 뇌의 적절한 균형이 중요하다.

그런데 왜 최근 들어 우뇌 교육의 중요성에 대해 떠들어대는 것일까. 그것은 지금까지의 교육이 좌뇌에 대한 편중교육으로 이루어졌기 때문이다. 이 교육법에서는, 우뇌가 개발 가능성이 높음에도 불구하고 충분히 사용되지 못하고 있음을 지적하고 있다. 본래 저장할 수 있는 정보의 수용능력은 좌뇌보다 우뇌가 압도적으로 많다. 좌뇌에는 형태라든가 문자 등 정형적 정보가 저장되며, 정보량으로서는 한계에 이르기 쉽다. 이에 비해 우뇌에는 무의식적으로 사용되는 정보인 공간 인식, 패턴 인식, 이미지 등이 계속 저장될 수 있다. 저장되는 정보의 질이 다르기 때문에 그 양도 당연히 달라진다. 따라서 이러한 우뇌를 충분히 활용하지 않는 것은 매우 애석한 일이다.

앞에서 머리가 좋다는 것은 몸과 마음이 모두 건강한 것을 의미한다고 설명했다. 따라서 무엇이든 잘 외우고 기억력이 좋다고 해서 머리가 좋은 사람은 아니라 할 수 있다.

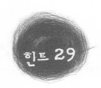

# 변화무쌍한 환경에 대응하기 위해서 '우뇌'를 개발하라

힌트 29

여기에서 머리가 좋은 사람은 어떤 장점을 지니고 있는지 살펴보자. 그는 인간 행동의 프로그래밍 센터인 전두엽이 매우 발달돼 있으며, 저장한 많은 지식을 바탕으로 시시각각 변화하는 주위 환경에 발맞추며 종횡무진 행동하는 사람일 것이다. 알지 못하는 것이 나왔을 때에는 알려고 노력하고, 열심히 대책을 강구하며 조사해, 스스로 발견해내는 기쁨을 즐기는 사람이리라. 필자는 그런 사람을 컬처(culture)가 있는 사람이라 부른다.

문화 · 교양이란 뜻의 컬처는 본래 '경작한다'는 의미이다. 아무것도 없는 땅을 갈아서 수확하는 것이 문화이기 때문이다. 따라서 텔레비전의 퀴즈 프로그램에서 우승했다고 머리가 좋다든가, 좋은 대학을 나왔으니까 머리가 좋다고는 할 수 없다. 특히 요즘 사회에서는 복잡한 인간관계를 효과적으로 조절해야 할 상황들이 참으로 많이 발생한다.

이러한 변화무쌍한 환경에 유연하게 대응하기 위해서는 우뇌의 역할이 더욱 요구된다. 머리가 좋아지기 위해서라면 특히 우뇌의 활성화가 필수적인 요소이다.

최근 미국에서의 연구에 따르면, 인간 뇌에 있어서 언어중추인 부위가 침팬지의 경우에도 발달되어 있다고 한다. 그렇다면 침팬지도 좌뇌가 발달되어 있는 것인가.

인간의 언어중추는 뇌의 좌반구에 있는데, 우반구의 같은 부분에 비해 크다. 침팬지의 뇌를 조사해본 결과 왼쪽 뇌가 큰 경우가 9할을 차지했다고 한다.

연구원 가운데 한 사람은 그 이유에 대해, 언어를 구사하는 뇌 부위의 기원은 약 8백만 년 전 사람과 침팬지의 공통된 선조에서부터 이미 갖추어져 있었던 것이 아닐까, 하고 말했다. 필자도 그 의견에 동감이다.

침팬지의 권위자로 알려진 일본 교토대학 영장류연구소의 마쓰자와 교수도 위의 연구결과에 대해 다음과 같이 흥미진진하게 말했다.

"침팬지의 언어능력 가능성을 뇌의 구조에 의해 처음으로 보여주었다는 데에 의의가 있다. 침팬지도 좌뇌로 말하고 있는 것이 아닐까. 앞으로는 실제로 그 부위가 언어중추로서 사용되고 있는가를 확인하는 연구가 필요하다."

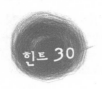

# 우뇌를 의식적으로 사용하지 않으면 좌뇌까지 버린다

힌트 30

그렇다면 어떻게 해야 우뇌를 자극할 수 있는가. 아무리 우뇌를 사용하지 않는다고 해도 전혀 쓰지 않고 있는 것은 아니다. 예컨대 영화를 볼 때 우뇌로 영상이나 음악을 파악하고, 좌뇌로 줄거리와 등장인물의 대화를 파악한다. 그러나 대개는 줄거리가 시시하다든가 등장인물의 생각이나 생활태도가 어쩌고저쩌고 하는 것으로 작품을 평가한다. 이런 경우에는 우뇌는 사용하지 않고 좌뇌만으로 영화를 본 셈이다.

우뇌를 효과적으로 사용하기 위한 훈련방법 중 하나로 음악을 이용하는 것도 바람직하다. 소리에는 주파수와 강약의 변화가 있다. 소리가 강하면 주파수가 느린 리듬, 빠른 리듬인 때는 반대로 소리가 약해도 무방하다.

자연에서 그런 소리를 찾아보면 산들바람이나 졸졸 흐르는 시냇물 소리, 새의 지저귐 등이 있다. 그런 소리를 들으면, 몸과 마음이 모두 편안해져 알파 뇌파가 뇌에서 나온다.

우뇌를 단련하기 위해서는 우선 눈으로 보고, 귀로 들으며, 코로 냄새맡고 손으로 만져보아야 한다. 손으로 만져본 경우에는 입에 넣어보기도 하는 것이 효과적이다.

최근에는 최신 기술학에 의해 우뇌의 활성화를 도모하려는 시도도 있다. 그 중 능력개발 명목으로 사용되고 있는 오락용 '싱크로 에너자이저 (synchro energizer)' 라는 기계가 있다.

안경을 끼고 뒤로 젖힐 수 있는 의자에 편안히 누우면 헤드폰에서 심장소리, 전자음, 오락용 뮤직 등 세 가지 소리가 흐른다. 이에 맞추어 눈꺼풀 속에 깜박이는 빛과 여러 가지 무늬가 나타난다.

이 기계는 시각과 청각을 자극함으로써 우뇌를 활성화하고, 능력 향상과 심신의 휴식을 얻을 수 있으므로 가히 우뇌개발 머신이라 할 만하다.

인간의 경우 중요한 정보의 80퍼센트는 눈으로부터 들어온다. 정보를 입체적으로 파악하려면 시각에 촉각과 후각, 미각이 합쳐져야 이상적이겠지만, 어쨌든 싱크로 에너자이저에서는 가장 중요한 시각과 청각을 아울러 활용하고 있다는 점에서 효과적이라 하겠다.

당신은 오른손잡이인가, 아니면 왼손잡이인가? 글을 쓸 때, 물건을 다룰 때, 중요한 것을 손에 들 때 대부분의 사람들은 오른손을 사용한다.

이 '어느 손' 을 사용하는가 하는 것도 뇌와 깊은 관계가 있다.

우리 몸의 왼쪽 절반은 오른쪽 뇌가 지배하고, 오른쪽 절반은 왼쪽 뇌가 지배한다. 그렇다면 왼손은 우뇌가 지배하는 셈이 되므로 우뇌를 자극하는 손쉬운 방법은 왼손을 쓰는 길이다.

대부분의 사람들은 거의 오른손잡이이다. 그러니까 더욱 왼손을 많이 사용하라고 권하고 싶다. 늘 쓰는 오른손만을 사용한다면 좌우의 뇌를 균형 있게 활성화시킬 수 없다.

왼손으로 젓가락을 사용하거나 글씨를 쓰는 것은 무리라 하더라도 책장을 넘기거나, 문을 열거나 하는 동작만이라도 왼손으로 하게 되면 그만큼 우뇌는 훈련을 받는 셈이 된다. 자주 쓰는 손은 물론 반대쪽 손도 의식적으로 사용함으로써 뇌는 보다 싱싱하게 활성화된다.

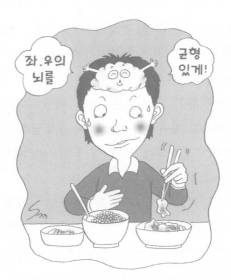

대부분의 사람들은 오른손잡이이다. 그러니까 더욱 왼손을 많이 사용해야 한다. 늘 쓰는 오른손만을 사용한다면 좌우의 뇌를 균형 있게 활성화시킬 수 없다.

# 하루 4회의 식사로, 뇌에 충분한 영양보급을…

힌트 31

사람의 뇌 무게는 체중에 비해 불과 2~2.5퍼센트에 지나지 않는다. 거기에 심장이나 간장, 신장 등 내장기관을 합치면 몸 전체의 8퍼센트가 된다. 이 8퍼센트의 부위가 몸을 조절하기 위해 전체 에너지의 56퍼센트를 소비한다.

그 에너지의 원천이 되는 것은 포도당이다. 그것은 혈액에 의해 각 부위로 보내지고 에너지로 연소된다. 포도당의 근본은 녹말이므로 그것을 쌀에서 섭취하는, 이른바 미식(米食) 지상주의가 생기는 것도 무리가 아닐 것이다.

1997년 뇌의 영양원인 포도당이 뇌 속에서 어떻게 신진대사를 하는지 소카대학의 생명과학연구소와 도시바에서 공동연구를 한 적이 있는데, 그 결과가 세계 최초로 화상(畵像)으로 발표되어 화제가 된 적이 있다.

이것은 병원에서 사용되고 있는 자기공명 단층촬영(MRI)과 같은 원리이다. 이것은 20대 남성이 포도당 50g을 마신 지 70분 뒤에 뇌

안의 모습을 촬영한 것으로, 포도당에 자기공명의 표식을 해두고 뇌 안에서 포도당이 소비되는 모습을 컴퓨터로 촬영한 것이다. 후두부의 대뇌시각야(大腦視覺野) 일부에서 포도당으로부터 글루타민산이 만들어지고, 40분 뒤에는 포도당 대사가 뇌 전체로 퍼져가는 모습이 처음으로 화면에 잡힌 것이다. 글루타민산은 아미노산의 일종으로 다른 아미노산을 합성하거나 분해하는 데에 중요한 역할을 한다.

그것이 어째서 화제가 되었는가 하면, 같은 원리를 이용해 뇌의 작용을 연구하는 데 중요한 수단이 되었기 때문이다. 그리고 또 하나는, 글루타민산의 합성 속도가 느려서 생겨나는 알츠하이머성 치매 등의 뇌질환에 대한 조기 진단에도 도움이 된다고 기대됐기 때문이다.

혈액 중에 당분이 얼마나 포함되어 있는가를 나타내는 수치를 혈당치라 한다. 보편적으로 건강한 사람의 혈액 중 포도당치, 즉 혈당치는 100cc 중 100mg 전후이다. 그보다 높아도 낮아도 좋지 않다.

이와 같이 일정한 혈당치를 중요하게 생각하는 이유는, 그것이 뇌의 활동과 관련이 많기 때문이다. 뇌는 활동을 중지하는 법이 없다. 심지어 잠자고 있는 경우에도 에너지를 소비한다. 예컨대 뇌는 잠자는 작업을 위해서도 활발히 활동한다. 이 작업에는 포도당으로 치면 약 40g의 에너지가 소비된다.

문제는 그러한 뇌의 활동과 함께 조금만 운동을 하면 혈당치가 50~70mg으로 낮아진다는 점이다. 혈당치가 50~70mg이라는 것은 뇌활동이 상당히 저하되고 있음을 뜻한다. 50mg대가 되면 손이 덜덜 떨리기도 하고 몹시 배가 고파지기도 한다. 이 상태가 되면 공부도 업무도 손대기조차 싫어진다.

포도당은 몸 안에서 글리코겐의 형태로 간에 저장할 수는 있지만, 55g 정도가 한계이다. 그 이상 필요해지면 몸 밖에서 보충해야 한다. 또 글리코겐은 주로 뇌를 제외한 다른 부위에 필요한 포도당을 간에 저장하고 있다. 뇌에는 간의 글리코겐에 해당되는 저장 창고가 없다. 따라서 항상 몸 밖에서 보급할 필요가 있다.

포도당은 뇌가 제 역할을 하는 데 필수적인 에너지원으로, 그것이 부족되면 머리를 쓰려 해도 쓸 수 없게 된다.

뇌가 제 역할을 한다는 것은 무엇을 말하는가. 그것은 뇌의 뉴런 막(膜)에 있는 나트륨과 칼륨 펌프를 작동시켜 정보를 연락하는 것을 말한다. 바로 이때 에너지가 필요하게 된다.

뇌의 영양원인 포도당을 효과적으로 활용하기 위해서는 하루에 한 번 한꺼번에 많이 섭취해서 되는 것이 아니다. 한 번 식사에서 대량으로 섭취했다 하더라도 포도당은 이내 소비되고 만다. 식사 후 몇 시간이 지나면 뇌 안의 포도당은 상당히 줄어들고, 그렇게 되면 뇌의 집중력도 떨어진다. 하루에 한 번이나 두 번밖에 식사를 하지 않는 사람은 식사하기 직전에 혈당치가 매우 떨어져 있어 작업능력도 어느 사이엔가 저하되어 있을 것이다.

뇌를 위해서라도 식사를 거르거나 편식하는 습관을 고쳐야 한다. 식사는 하루 세 번, 규칙적으로 해야 한다. 보다 정확히 말한다면 뇌를 위해서는 하루 네 번의 식사가 이상적이라 할 수 있다.

예컨대 점심을 낮 12시에 먹고 저녁을 밤 9시에 먹는다면 9시간 동안 포도당의 보급 없이 공부나 일을 하게 된다. 그러면 저녁식사 전에 혈당치가 내려가 사고능력도 크게 저하된다. 이때 오후 4시쯤

간식을 먹는다면 뇌 안의 혈당치가 내려가는 상황을 억제할 수 있고, 포도당이 보급되지 않는 시간도 4시에서 9시까지의 5시간이면 충분하다.

중요한 것은 한꺼번에 많이 먹어 뇌의 혈당치를 올리는 것이 아니라 어디까지나 뇌 안의 혈당치를 일정하게 유지하는 일이다. 뇌 안의 포도당이 항상 풍부하며 일정량일 때 머리는 부드럽게 잘 돌아갈 수 있다.

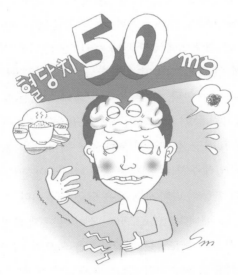

**공부도 일도 싫다!**
혈당치가 50mg 대가 되면 손이 덜덜
떨리기도 하고 배가 몹시 고파지기도 한다.

# '아침식사'를
# 제대로 해야 머리에 좋다

힌트 32

사람의 몸 안에서는 식사를 통해 포도당을 보급하면 FGF (Fibroblast Growth Factor, 세포증식인자)라든가 CCK(CholCystoKinin, 호르몬의 일종)라는 물질이 만들어진다. 이러한 물질은 식사 후 2시간 뒤에 최고치에 이르며, 기억이나 학습 등과 밀접한 관계를 가진 뇌의 해마(海馬)를 자극한다. 이 작용에 의해 의지력을 비롯하여 기억력, 집중력, 사고력 등이 향상되며 업무 효율을 높여준다.

이처럼 사람이 몸을 움직이기 위해서는 에너지가 필요하듯 뇌 또한 에너지를 주입해주지 않으면 활동이 나빠진다. 따라서 아침식사를 거르면 뇌의 활동이 나빠지는 것은 당연한 일이다.

몸을 움직이는 에너지는, 포도당이 산소와 결합하여 연소함으로써 생겨난다. 산소와 포도당은 화학반응을 일으킨 뒤 이산화탄소와 물이 되어 몸 밖으로 배출된다. 물론 포도당은 심장이나 근육 등 몸 전체에 필요하지만, 뇌 이외의 부분에서는 유산(乳酸, 젖산)으로까지 분해된 다음, 간과 신장에서 다시 포도당으로 새롭게 만들어지며 이용된다. 그러나 뇌에서는 포도당이 완전 연소되어 재이용할 수 없기 때문에 특히 뇌에는 많은 포도당이 필요하다. 잠에서 깨어난 뇌는 에너지원 중 포도당을 가장 필요로 한다.

최근 젊은이들은 거의 아침식사를 하지 않는다고 한다. 바쁘다는 핑계로 아침식사를 제대로 하지 않는다면, 포도당이 뇌에 공급되지 않아 CCK나 FGF가 만들어지지 않기 때문에 머리마저 둔해진다. 앞에서 말했듯이 무슨 일이 있어도 아침식사를 규칙적으로 해 에너지를 보충해주어야 한다. 아침식사를 하지 않으면 정말 중요한 때에 뇌가 제 기능을 할 수 없다. 또 뇌의 활동을 건강하게 유지하기 위해서는 아침뿐 아니라 세 끼 식사를 규칙적으로, 그리고 제대로 섭취할 필요가 있다.

특히 아침시간은 하루를 준비하는 아주 소중한 시간이다. 이런 때에 머리가 멍한 상태라면 의욕도 없을 뿐만 아니라 업무진행에 있어서도 문제가 생긴다. 아침식사를 충분히 취해 몸 안에 생기가 넘치면 의욕도 넘치게 된다. 다만 지나치게 먹으면, 또 당분을 지나치게 취하면 몸상태가 나빠지는 것은 물론 건강도 해치게 된다는 사실을 잊어서는 안 된다. 어떤 식사든 80퍼센트 정도가 가장 적당하다.

# 점심시간을 여유 있게
## 즐기는 것도 뇌에 좋다

힌트 33

밥 한두 술이나 식빵 한 쪽으로 가볍게 아침식사를 해결하는 것으로는 부족하다. 단순히 공복감을 해소하는 것만이 충분한 영양공급이 될 수는 없기 때문이다. 당질이나 지방질, 단백질, 비타민, 미네랄 등 영양소를 균형있게 섭취할 필요가 있다. 특히 계절에 맞는 신선한 야채와 생선을 먹는 것이 가장 효과적이다.

뇌는 양질의 포도당을 유일한 영양원으로 삼고 있지만, 영양을 필요로 하는 것은 뇌뿐이 아니다. 따라서 아침식사에 특별히 신경을 써서 영양소가 많이 들어 있는 음식물을 섭취하도록 해야 한다.

아침에 일어났을 때 뇌는 포도당을 절대적으로 필요로 하지만, 잠에서 깨었을 때 냉수 양치와 냉수 마시기는 뇌를 활성화시키는 마사지 역할을 함과 동시에 배변도 원활히 해준다. 날마다 일정시간에 배변을 취하면 뇌에 대한 영양 보급도 원활해진다. 또 큰일을 앞두었을 때에도 식사를 제때 하여 음식 본능을 충족시키면 뇌는 충실히 자기 기능을 다하게 된다.

또 한 가지 덧붙이자면, 점심시간을 좀더 여유 있게 즐기라는 것이다. 대개 식사를 하는 데 소요되는 시간이 너무 짧다는 것을 지적하고 싶다. 바쁜 현대사회에서는 불가피하게 점심시간이 더 짧아질 수도 있는데, 대략 10~15분 정도 걸리는 것이 보통이다. 따라서 제대로 씹지도 않고 삼켜버리는 경우가 많다. 점심시간은 일과 일 사이 휴식을 취하는 중요한 시간이다. 여유 있게 해방된 기분으로 즐거운 식사를 함으로써 미각뿐 아니라 후각과 시각까지 자극받을 수 있는 시간을 보내야 한다. 그 정보는 바로 뇌로 보내지는 것이다.

먹는 행위는 여러 방면에서 뇌에 자극을 준다. 뇌는 이로써 해방되며 여유 있는 쾌감에 빠지고, 오전 중의 피로를 회복시켜 준다. 식사를 빨리 하는 것은 결코 자랑이 될 수 없다. 천천히 시간을 들여가며 식사하면 자연히 말도 많아지고, 여러 가지 화제를 주고받는 사이에 뜻밖의 정보도 듣게 된다. 점심시간은 또 동료와의 커뮤니케이션에도 아주 효과적인 시간이다.

점심시간을 보다 여유 있게 하여, 그 시간 동안 뇌에 쾌감을 준다면 오후 시간을 활력 있게 보낼 수 있다.

# 손상된 뇌를 되살리는 처방법 2

* 뇌를 노화시키지 않기 위해서는 무엇을 하든 생각 없이 하지 말아야 한다. 흐름에 맡겨버리는 일이 없어야 한다. 특히 자각도 반성도 없는 나태한 시간을 보내지 말아야 한다. 나태한 시간은 뇌에 뚜껑을 덮게 한다.

* 뇌는 태어날 때부터 수치를 모른다. 물어보는 것을 수치스럽다고 생각한다면 이미 노화의 문 앞에 와 있는 셈이다. 부끄러우니까 하지 않는다는 식의 태도를 취하다 보면 여러 가지 기회를 놓치게 된다.

* 쾌감은 뇌에 있어서 중요하다. 새로운 지식을 얻음으로써 뇌는 쾌감을 느낀다. 최초의 쾌감을 계기로 그것에 재미를 느끼게 되고, 진정으로 좋아하게 된다.

* 학습함으로써 뇌에 상쾌한 자극을 주면 대뇌연합야의 감각은 예민해진다. 의욕을 주는 대뇌변연계와 함께 뇌력을 향상시킬 수 있는 또 하나의 열쇠는 대뇌연합야에 있다.

* 필요에 따라 뇌에 휴식을 주어야 한다. 영화·연극·운동·여행·바둑·장기 등 대뇌변연계를 해방시킬 수 있는 방법은 얼마든지 있다. 이성과의 교제도 이에 포함된다. 또 일에 있어서도 시작과 끝을 분명히 하여 뇌에 휴식을 줄 필요가 있다.

* 뇌를 활성화하기 위해서는 육체적 자극도 필요하다. 또 운동을 한다면 땀을 흘릴 정도의 운동량이 필요하다. 뇌와 근육 사이에는 밀접한 연락망이 있어, 대량으로 자극을 받게 되면 즉시 뇌로 보내져 뇌 활성화를 위한 자극이 된다.

* 몸 전체의 피부를 적절히 자극하면 대뇌는 활발히 움직인다. 반대로 자극하지 않고 내버려두면 반응이 둔해져 뇌세포는 계속 사멸한다.

* 연상력을 높이면 그만큼 많은 뉴런 회로를 구사할 수 있다. 연상력을 활용함으로써 뇌는 젊음을 되찾고 활성화된다.

* 기억력을 높이는 데 중요한 것은 ①반복 연습할 것 ②주의를 집중할 것 ③시간을 두고 복습할 것 등이다. 연상력을 높이면 많은 뉴런 회로를 구사하게 되며 뇌의 활성화가 확실해진다.

* 기억한 것을 잊어버리지 않기 위해서는 공부한 뒤에 잠자거나 다른 어떤 놀이를 한다.

* 우뇌를 강화하기 위해서는 우선 눈으로 보고, 귀로 듣고, 코로 냄새를 맡아보며, 손으로 만져보고, 경우에 따라서는 입에 넣어본다.

* 뇌에 대한 영양 보급은 하루 네 번의 식사가 이상적이다. 식사는 균형 있고 확실하게 해야 한다. 특히 아침식사를 하지 않으면 뇌는 둔화된다.

건망증이 생기는 것은 스트레스가 쌓였다는 것을 알려주는 몸으로
부터의 주의 신호! 이따금 슬플 때는 엉엉 울고, 기쁠 때는 박장대소하자.

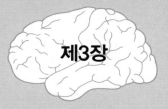

제3장

# 뇌는
# 스트레스와
# 전쟁 중

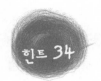

# 뇌의 가장 큰 적은 스트레스

힌트 34

경계가 없는 사회, 최첨단 정보화 사회, 거품경제의 붕괴, 좀처럼 출구가 보이지 않는 불황 등 오늘날 우리는 이제껏 만나지 못했던 아주 큰 스트레스의 시대를 맞이하고 있다.

구조 조정에 의한 인원 삭감으로 많은 봉급 생활자들이 스트레스와 피로를 느끼고 있다. 또 적지 않은 수의 사람들이 불황 대책의 책임을 회피한 회사에 대해 신뢰감을 갖지 못하고 있으며, 한편으로는 더 많은 봉급 생활자들이 회사를 그만두고 싶다고 생각하는 시대이다.

"거지 같은 부장, 제기랄, 사람을 우습게 보고……, 이제 와서 너는 필요 없다고? 사람 그만 놀려!"

지하철 속에서 중얼중얼 혼잣말을 하고 있는 중년의 직장인들을 가끔 본다. 그다지 술을 많이 마신 것 같지도 않은데 문 앞에 선 채 중얼거린다. 나이로 보아 중간 관리층인 것 같다. 신인류라 불리는 젊은 사원들로부터 애를 먹고, 상사에게는 여러 가지 압력을 받다가, 끝내 구조조정 대상자가 되어버리는 상황에 놓이게 된 것 같았다.

앞에서 예로 든 조사는 일본연합 종합생활개발 연구소에서, 1998년 2월에 24세에서 65세의 남성 약 2천 명을 대상으로 실시된 것이다. 그 조사에 의하면 근무하는 회사의 상황에 대하여 80퍼센트가 '불황으로 인해 심각한 영향을 받고 있다고 생각한다' 고 했으며, 20퍼센트 이상의 인원 삭감이 실시된 기업은 응답자의 4분의 1에 이르고 있다고 한다.

그로부터 다시 1년 반, 사태는 더욱 심각해지고 있다. 회사의 도산 건수와 함께 완전 실업률도 역사상 가장 큰 비율을 기록하고 있다. 최악의 숫자가 되려 하고 있는 것이다. 이런 상황에 스트레스를 받지 말라는 것은 무리일 수밖에 없다.

뇌에 있어서 어느 정도의 스트레스, 즉 긴장이나 흥분은 필요하다. 스트레스가 전혀 없는 사회에 사는 사람은 그저 멍청하게 있을 뿐 뇌는 오히려 퇴행되고 만다.

하지만 이 스트레스는 자칫 대단히 무서운 적군이 된다. 똑같은 스트레스를 계속 받는다든가 갑작스런 스트레스를 당하게 되면, 특히 중장년의 경우, 뇌가 파괴되어 뇌일혈이나 심근경색의 원인이 될 수도 있다.

그러나 이것은 비단 중장년을 비롯한 어른만의 문제는 아니다. 젊은 사람이라도 최근 몸 상태가 좋지 않다든가 공부에 의욕이 없다는 등의 증상을 느낀다면, 그것은 바로 뇌가 스트레스를 받아 치매 현상의 전조를 보이는 것이라는 증거이다.

스트레스는 사람에 따라 받아들이는 정도도 다르다. 무슨 말을 들어도 태연한 사람이 있는가 하면, 사소한 말 한 마디에 밤잠을 못 자는 사람도 있다. 과보호 밑에서 자란 사람일수록 스트레스에 약한 것으로 보인다.

조심해야 하는 것은, 지나치게 큰 스트레스는 거의 모든 성인병을 일으키는 주범이 된다는 사실이다. 뇌일혈이나 심근경색까지는 가지 않더라도 불면증·위궤양·십이지장궤양·고혈압·당뇨·동맥경화, 그리고 심장이 두근거린다거나 암세포가 증가한다거나 노이로제에 걸리는 등의 증상은 스트레스와 깊은 관계가 있다. 즉 스트레스는 성인병을 유발하는 인자이다.

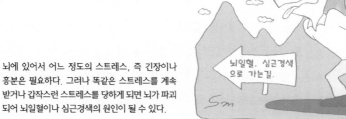

뇌에 있어서 어느 정도의 스트레스, 즉 긴장이나 흥분은 필요하다. 그러나 똑같은 스트레스를 계속 받거나 갑작스런 스트레스를 당하게 되면 뇌가 파괴되어 뇌일혈이나 심근경색의 원인이 될 수 있다.

# 뇌가 스트레스의 침해를
받으면 빨리 노화된다

힌트 35

그러면 뇌는 뇌일혈이나 심근경색, 그리고 성인병과 어떤 관계가 있을까.

사람은 스트레스를 받으면 대뇌변연계에 이상한 흥분이 일어난다. 이 대뇌변연계는 뇌 한가운데에 있으며, 모든 동물에게도 공통적으로 존재한다.

대뇌변연계가 흥분했다는 정보는 대뇌신피질의 소프트웨어를 통해 시상하부(視床下部)로 전해져 뇌하수체 호르몬의 분비를 촉진시킨다.

시상하부는 신경계와 호르몬계의 활동을 통합하고 있는 곳이며, 뇌하수체 호르몬은 혈액을 통해 부신(副腎)으로까지 운반되고, 동시에 호르몬은 코르티손과 아드레날린을 산출하라고 명령한다.

부신에서는 호르몬의 지령에 의해 피질(皮質)에서는 코르티손을, 수질(髓質)에서는 아드레날린 등 두 가지 호르몬을 분비한다. 그리고 그것들은 자율신경을 자극하여 교감신경계를 흥분시킨다. 그러면 혈관이 수축되어 결과적으로 심장에 부담을 주고 호흡이 고통스러워지며 혈압이 올라가고 동공(瞳孔)이 확대되는 등 스트레스에 대한 특유의 증상이 나타난다.

자율신경은 본래 부교감신경에 의해 조절된다. 휴식하며 잠자고 소화력을 높이며 심박동을 억제하는 등의 기본적인 생명 활동은 부교감신경에 의해 이루어진다. 그리고 거기에 필요에 따라 긴장을 주는 것이 교감신경의 역할이다. 따라서 교감신경의 긴장만이 계속되는 상태라면 몸도 마음도 지쳐버린다. 원활한 생명활동을 관장하는 부교감신경이 뒤로 밀려나기 때문이다.

그러한 상태를 가장 쉽게 느낄 수 있는 것이, 잠이 부족한 때이다. 눈을 뜨고 깨어 있다는 것은 교감신경이 작용하고 있는 상태이지만, 시간이 지나면 서서히 졸음이 온다. 이것은 부교감신경이 머리를 들기 때문이다.

그러나 그것을 억지로 누른 채 깨어 있는 상태가 계속되면 몸의 균형이 무너진다. 식욕은 없어지고 짜증스러워진다. 뿌리깊은 피로가 머리 안쪽에 자리잡고 있는 것을 느낄 수 있을 것이다. 따라서 잠을 잔다는 것, 특히 규칙적으로 수면을 취하는 것이 얼마나 중요한가 알 수 있다.

본래 사람의 몸에는, 저절로 정상적 상태로 돌아가려는 치유 기능이 구비되어 있다. 그러나 그 기능이 작용하는 것은 뇌로부터의 자극이 가라앉은 때에 한한다. 따라서 긴 시간 스트레스를 안고 대뇌변연계가 흥분한 상태로 있으면, 혈압 등 몸의 이상도 장시간에 걸쳐 계속된다. 그러한 상태가 일상화되면 나중에는 몸이 이상해지며 고혈압 또는 위궤양 등의 질병에 걸리기 쉽다. 운이 나쁘면 뇌일혈이나 심근경색에 의한 돌연사를 당할 수도 있다.

　되풀이하지만, 뇌에 있어서 어느 정도의 긴장감은 매우 중요하다. 사람은 누구나 어떤 일을 할 때에는 나름대로 긴장감을 가지고 있다. 그러나 긴장감을 갖는다는 것, 즉 스트레스를 받고 있는 상태란 말하자면 전시체제(戰時體制)와 같은 것이다.

　혈관이 가늘어져 혈압이 오르는 상태가 몇 해, 또는 몇십 년 계속된다면 목숨이 아무리 많아도 견딜 수 없을 것이다. 오늘날의 가혹한 스트레스 사회에서 우리의 뇌는 항상 위험에 노출되어 있다. 이런 상황에서 우리의 뇌는 젊음을 되찾기는커녕 일방적으로 노화되고 마는 것이다.

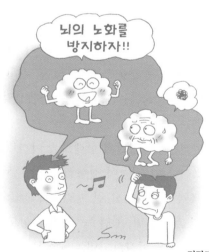

긴장감을 갖는다는 것,
즉 스트레스를 받고 있는 상태란 일종의 전시체제와 같다.

# 스트레스를 이기기 위해서는
# 뇌훈련을 해야 한다

불황이 계속되는 요즘 같은 시대에 중장년이 받는 스트레스는 나날이 높아진다. 신문 잡지에는 도산이나 구조조정에 관한 기사가 눈길을 끌고, 또 주위에 실업자가 눈에 띄면, '혹시 내일은 내가?' 하고 생각하게 된다. 그러면 또다시 우울해지고 그 얼굴에서 웃음이 사라진다.

이러한 스트레스가 겹치다 보면 뇌는 원활하게 활동하지 못한다. 즉 활발한 뇌의 활동과 적당한 호르몬 분비를 위해서는 몸과 마음이 모두 건강해야 한다. 상태가 나쁘면 그것은 곧 얼굴에도 나타난다. 또 요즘 같은 불황기에 사람과 사람 사이를 잇는 부드러운 관계가 모두 감소된다면 그야말로 탄력에 넘치는 다부진 대뇌변연계로 그 것을 창조해 가야 한다. 왜냐하면 그곳은 대뇌신피질에서 만들어지는, 몸과 마음을 잇는 가장 중요한 부분이기 때문이다. 그러나 스트레스로 인해 그 이음이 망가지면 신경증이나 심신증이 생기고 심할 때에는 자살하는 사람도 생긴다.

1998년 일본의 자살자 통계를 보면, 기업 도산이라든가 구조조정으로 회사에서 나온 중장년이 가장 많았다고 한다. 그러므로 사람에게 본래의 다부짐을 부여해주는 기능을 가진 대뇌변연계라든가 대뇌신피질을 평소부터 훈련해둘 필요가 있다.

뇌를 젊게 하기 위해서는 스트레스를 해소하는 것이 절대적인 조건이다. 그에 앞서 능숙하게 잘 살아가게 하는 뇌가 대뇌신피질이라면, 다부지고 늠름하게 살아가게 하는 뇌는 대뇌변연계임을 알아야 할 것이다. 그리고 대뇌변연계는 정서라든가 자율신경계, 내장과도 연결되어 있다. 능숙하게 살아가기 이전에 다부질 필요가 있는 것이다. 따라서 대뇌신피질에서 오는 스트레스에 의해 대뇌변연계가 일그러지면 십이지장에 궤양이 생기기도 한다.

이제 환경 변화에 신속하게 대응하기 위해서는 평소부터 전두엽에 있는 소프트웨어를 훈련해야 한다.

고령화 사회에서 뒤지지 않게 살아가려면 평소부터 뇌를 훈련하고 마음과 몸의 이음매, 즉 대뇌변연계와 전두연합야를 확실하게 강화해두어야 한다.

# 섹스에 대한 강박관념이 발기불능을 초래한다

힌트 37

육체적인 스트레스를 날마다 반복하면 그것에 익숙해지지만 심리적 스트레스는 좀처럼 익숙해지지 않을 뿐 아니라 오히려 스트레스를 느끼는 강도는 더 심해진다.

이러한 사실은 쥐에 대한 실험을 통해 이미 알려져 있다. 또 젊은 쥐는 회복이 빠른 반면, 나이 든 쥐는 불안이나 공포가 오래간다는 사실도 알려져 있다.

사람의 경우에도 마찬가지이다. 회복되지 못한 상태에서 또 다음 스트레스가 온다면 그 결과는 명백하다. 4, 50세 등 한창 일할 나이에 우울병이 많은 것도 스트레스에 대한 회복력이 약하기 때문일 것이다.

지난 몇 해 동안 '비아그라' 라는 미국제 임포텐츠(발기불능) 회복제가 화제가 되고 있다. 그만큼 스트레스로 인한 발기불능으로 고민하는 남성이 증가하고 있는 것도 사실이다.

사실 발기불능도 전두연합야가 타격을 받은 결과 나타나는 현상이다. 예컨대 발기불능의 80퍼센트는 심인성(心因性)에 해당한다. 게다가 최근의 테크노스트레스성 임포텐츠는 그저 단순한 발기불능이 아니라 성욕을 박탈당한 증상이므로 가공할 일이 아닐 수 없다.

쥐나 원숭이 또는 사람에 대한 관찰과 실험을 통해 전두연합야가 성행위 그 자체보다 성적 관심을 나타내는 데에 촉진적으로 작용하고 있음이 밝혀지기 시작하고 있다.

예를 들어, 원숭이 대뇌변연계의 성중추라 불리는 부분을 아무리 자극해도 성흥분 상태를 보이지 않지만, 암컷 원숭이를 데려오면 곧 발정 행동을 보인다.

임상적으로는, 뇌신경의 결함으로 발작을 일으키는 환자를 연구한 결과, 성적 행동을 지배하고 있는 것은 바로 전두연합야였다는 미국 예일대학의 보고도 있다. 환자 61명 중에서 성적 행동을 수반하는 발작을 일으킨 사람이 4명 있었으며, 뇌파 또는 뇌의 단층사진 등을 통해 본 결과 병의 근원이 모두 전두연합야에 있었음이 확인된 것이다.

섹스를 생각할 때, 절정에 이르지 못하면 부끄럽다든가, 도중에 죽어버린다면 사나이의 체면이 서지 않는다든가, 여자를 만족시키는 것은 남자의 의무라는 등 강박관념에 사로잡혀 있다면 그 사람은 심리적으로 더욱더 지치게 될 것이다.

섹스에서 느끼는 피로감은 사실 이러한 심리적 스트레스가 범인이라는 사실이 뇌생리학적으로도 증명된 바 있다.

# 뇌를 위해서는
# 완벽주의를 버려야 한다

힌트 38

신경과 신경을 잇는 시냅스에는 스트레스 정보를 전달하는 물질이 있다. 이 스트레스 물질은 정신적 스트레스를 받을 때 대량으로 만들어지며, 또 축적되기도 쉽다. 전에 받은 스트레스가 미처 치유되기도 전에 다음 스트레스가 쌓이면 그 강도는 더욱 심해지며, 그것 때문에 짜증스럽고 불안한 교감신경의 긴장상태가 계속될 때, 뇌는 완전히 녹아웃된다.

섹스 문제뿐 아니라 '남자는 이래야 된다'는 가면을 쓰면, 내부에서 정신적 스트레스가 쌓여 노이로제가 되거나 심지어는 자살로 내몰리기 쉽다.

이것은 남성에게만 적용되는 사실이 아니다. 최근에는 캐리어우먼들 사이에도 스트레스, 정신불안, 도피증 등의 현대병이 유행하고 있다고 한다. 이 역시 오늘날의 거품경제 후유증과 관계가 있을 것이다.

경제가 한참 호황을 누리던 무렵, 위궤양은 간부급 남성들의 병이라 불리던 시기가 있었다. 하지만 여성이 본격적으로 사회에 진출하고 있는 오늘날 오히려 여성 환자가 증가하는 추세이다.

최근에는 기업에서도 사원의 스트레스 대책에 적극적이다. 어느 은행에서는 의자에 편안히 앉아 고전음악을 듣는 시간을 갖고 있으며, 어떤 항공 회사는 휴식 시간에 음악을 들으며 조용히 명상할 수 있는 명상실을 만들어주고 있기도 하다. 그밖에 향긋하고 달콤한 냄새를 풍겨주는 방법, 넘치는 푸른 녹음이나 여름철 휴양지 같은 환경의 회의실 등을 갖춘 기업도 있다. 하지만 요즘 같은 경제 상황에서 그러한 시설을 유지할 수 있는 기업이 얼마나 될까.

어쨌든 완벽주의는 사람을 망친다고 한다. 남자라고 쉽게 당황해서는 안 된다. 섹스의 능력, 즉 육체 기능으로 이길 수 없다면 정신 기능이라는 숨은 무기를 활용해야 한다.

잘 연마된 감성과 지혜로 상대하면 된다. 섹스에 문제가 생기는 것은 남성뿐 아니라 여성의 경우에도 마찬가지이다.

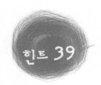

# 스트레스가 쌓이지 않게
# 하려면 빨리 잊어야 한다

힌트 39

몸 상태가 좋지 않거나 스트레스로 인해 정신적 탄력성을 상실했을 때, 어느 사이엔가 업무 능률이 저하되는 수가 있다. 그런 때에는 중요한 일을 잊어버리거나 동료의 이름조차 생각나지 않는 경우가 적지 않다.

중요한 것은 사람의 이름을 잊어버렸다고 해서 뇌기능이 저하됐다고 섣부르게 판단해서는 안 된다.

공(公)적인 일은 제외하고 그밖에 마음에 들지 않았던 것들은 모두 잊어버리도록 한다. 그렇게 해서 '내겐 이제 아무런 스트레스도 없다'고 생각하면 고민할 필요가 없다. 이것도 잊어 버리고 저것도 잊어버렸으니 참 잘했다고 생각하면 된다. 4, 50대라면 오히려 더 낙관적으로 생각할 수도 있다.

그런데 이때 좋지 못한 자세는, 잊어버렸다는 사실에 대해 오래 두고 후회하는 일이다. 필요 이상의 걱정은 뇌에 압력을 주고 뇌활동을 둔하게 만들기만 한다.

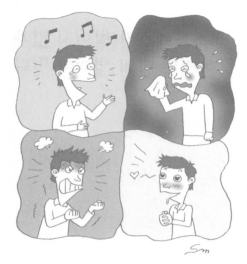

이따금 슬플 때는 엉엉 울고 기쁠 때는 박장대소하자. 감정에 솔직하게 반응하는 것이 좋을 수도 있다.

우리 주위에는 언제나 즐거운 표정이라 화를 내거나 슬퍼하는 모습을 한 번도 본 적이 없는 사람이 종종 있다. 하지만 겉으로는 그렇게 보인다 하여도 실제로 그런 사람은 하나도 없다. 인간으로서 희로애락은 오히려 되풀이하며 느껴보는 것이 좋다.

다만 순간적으로 감정에 북받쳐 소리지르는 것은 좋지 못하다. 어떤 것이 기뻐할 일이며 어떤 것이 분노할 일인가 스스로 잘 판단해야 한다. 물론 슬플 때에는 엉엉 울기도 하고 기쁠 때에는 크게 웃기도 할 것이다. 사람들 앞에서 떠들썩하게 요란을 떨 필요는 없지만 적절한 범위에서 그런 것은 필요하다. 중요한 것은, 그런 감정이나 행위가 오랜 시간 계속되면 안 된다는 점이다. 그것은 수명에 나쁜 영향을 준다.

스트레스도 마찬가지이다. 건망증이 생기는 것은 스트레스가 쌓였다는 것을 알려주는 몸으로부터의 주의 신호라 생각해야 한다. 건망중이 곧 노화의 시작은 아니다. 거기에 신경을 쓰지 말아야 한다. 오히려 그것에 신경을 쓰는 것 자체가 바로 노화의 시작이다.

　사람은 본래 자신에게 불편한 일은 이내 잊어버리게 되어 있다. 반대로 즐거운 일이나 즐거웠던 기억은 잘 잊지 않는다. 과거의 나쁜 기억들은 잊어버리고 좋은 추억만 남으니까 사람은 살아갈 수 있게 마련이다.

# 자신에게 이익이 되는
# 자극은 쾌(快) 스트레스이다

스트레스라 하면 불쾌한 이미지가 연상되지만 그 중에는 쾌적한 스트레스도 있다. 설마, 하고 생각할는지 모르지만, 예를 들어 육체적 단련은 얼핏 가혹한 스트레스로 보이지만 힘줄, 근육, 피부로부터의 자극 정보가 뇌를 활성화해준다. 이것은 평소에 늘 경험하는 바이다. 사실 이 책에서 되풀이하여 강조하고 있는 '쾌감' 역시 이에 속한다. 가혹하다고 생각되는 좌선(座禪)이나 명상 수행에 의해 고도의 예지를 획득할 수 있는 것도 그것이 쾌(快) 스트레스이기 때문이다.

스트레스란, 사람의 경우 어떤 생리학적 자극이나 사회심리학적 자극에 대해 일으키는 반응을 말하는 것으로, 스트레스 그 자체는 중립적인 것이다.

똑같은 자극을 받아도 주위 상황에 따라 반응이 달라진다. 자극을 자신에게 이익이 되도록, 플러스로 받아들일 때 그것은 쾌 스트레스가 된다.

그러나 마이너스가 강조되면 불쾌 스트레스가 되어 몸과 마음에 병이 들게 된다.

요컨대 뇌 속의 마약이라 불리는 엔도르핀을 콘트롤할 수 있으면 스트레스가 반대로 에너지의 원천이 된다고 할 수 있다.

엔도르핀 효과로 스트레스를 상쾌하게 느끼기 위해서만은 아니지겠만, 미국에서는 일종의 뇌 약품이 붐을 이루고 있다. 그 약품 중에는 우울한 상태를 비롯하여 짜증스럽거나 흥분했을 때 그것을 진정시켜주는 약도 있고, 심지어는 폭력적 행위를 억제해주는 약까지 있다. 엔도르핀에 대한 연구는 이제 막 시작되었을 뿐이므로 그 효과가 얼마나 큰지 확실하지 않고, 또 부작용에 대한 연구도 아직 확실하지 않다.

그보다는 매일 짧은 시간이라도 조깅이나 산책을 하거나 피아노를 열심히 친다든가 하는 것이 바람직하다.

몸을 움직여서 가벼운 스트레스를 느끼게 되고, 그것을 계속하다 보면 차츰 더 하고 싶다는 생각이 든다. 그것이 엔도르핀을 내보내게 한다. 아무튼 무엇이든 열심히 한다는 것이 중요한 것이다.

# '일벌레'에서 탈피하면
# 일을 더 잘한다

바쁘면 먹는 데 소홀해진다. 식욕보다는 해야 할 일이 우선이기 때문에 식사를 해도 아주 빨리 먹게 된다. 불과 2분 동안에 점심식사를 해치우고 다시 자기 자리로 돌아간다. 보기에는 아주 열성적인 '일벌레' 같지만 그런 상태는 오래 지속되지 못한다.

식욕이라는 본능을 탄생시키는 것은 대뇌변연계이다. 그것을 억제하고 일만 하려는 것은 대뇌신피질의 판단이다. 즉 이것은 대뇌신피질이 대뇌변연계를 누르고 있는 상태이다. 그런 상태가 오래 계속되면 당연히 스트레스가 생긴다. 기분이 뒤틀리거나 짜증이 나며 불안해지고, 모든 일이 마음에 걸려 신경을 쓰다 보면 아주 녹초가 되어버린다.

앞에서 설명했듯이, 대뇌변연계는 내장의 상태도 컨트롤하고 있으므로 뒤틀림이 생기면 내장의 상태도 나빠진다. 대뇌변연계의 상태가 나빠지면 그것은 대뇌신피질에도 영향을 미치고, 정신 활동에도 나쁜 영향을 준다. 이것이 정신적 스트레스이다. 이런 때에 나름대로의 스트레스 해소법을 가지고 있지 못하면 맨몸으로 가시밭길을 달리는 것이나 같게 된다. 마음과 몸이 모두 피투성이가 되는 것이다.

팀을 이루어 일을 하며 스스로 시간을 컨트롤할 수 없는 사람은 참으로 불쌍하다고 할 수밖에 없다. 만일 팀의 일원이 아니라면 침식을 잊고 일에 열중하는 일은 없을 것이다. 인생의 길은 멀고 길다. 침식을 잊은 채 일을 하다가 건강을 해친 사람과, 건강에 신경을 쓰며 자신의 페이스로 건강하게 일을 계속한 사람과 어느 쪽이 현명한가는 너무나도 분명하다. 대뇌신피질도 대뇌변연계도 자신의 뇌이다. 양쪽 균형을 생각하지 않으면 심신의 뒤틀림도 심해질 뿐이다.

옛날에 인기도 있고 실력도 있던 한 디자이너는 일이 산더미처럼 많았다. 철야를 하고 휴일에 일을 해도 도저히 소화해낼 수 있는 양

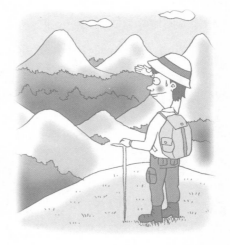

일에 너무 치이지 말고 가끔 여행을 떠나요. 푸른 언덕에 배낭을 메고 룰루랄라 떠나봐요. 음, 어디로 갈까? 모래 사장이 있는 바다? 녹음이 우거진 산? 생각만 해도 즐거운걸.

이 아니었다. 그러자 그 디자이너는 밤이나 휴일에는 일을 하지 않기로 했다. 자신의 페이스를 지키며 할 수 있는 것이 진짜 자기 일이며, 그런 시간을 갖고 살아가는 것이 바로 자신의 인생이라고 느끼게 된 것이다.

그러자 멀리서 일을 바라볼 줄 아는 여유가 생기고 결점도 보이게 되었다. 일하는 시간이 짧아진 만큼 그 밀도가 증가된 것이다. 일을 하면서 좋은 성과도 누리고, 1년에 두 번이나 유럽 여행을 할 만큼 그 사람은 자유를 누리고 있다.

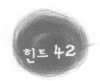

# 스트레스 해소를 위한 배출구를 찾아라

지진이나 화산 분화의 경우, 그 에너지가 평소부터 조금씩 배출되는 경우에는 그다지 문제가 없지만, 전혀 배출되지 않고 쌓이고 쌓였다가 한꺼번에 방출되는 때에는 큰 재해가 발생된다. 방대한 에너지의 힘이다. 그 메커니즘은 스트레스의 발생과 동일하다.

스트레스의 피해로부터 자신을 지키기 위해서는 에너지를 조금씩 내보내는 배출구, 즉 기분전환이 중요하다. 이미 설명했듯이, 이런 경우 뇌활동에 여유 시간을 주고 뇌로 하여금 놀이를 할 수 있게 해야 한다.

술을 마시며 대뇌신피질을 마비시키는 것도 직접적인 기분전환이 된다. 격렬한 운동도 좋고 노래나 춤을 배우는 것도 좋을 것이다. 도박으로 마음속이 시원해진다면 그것도 어느 정도는 무방하다. 등산이나 하이킹, 또는 낚시는 자연과 함께할 수 있다는 의미에서 좋을 것이다.

최근에는 중노년자들의 그룹 등산이 성행하고 있다. 경험이 풍부한 지도자만 있다면 상당히 효과적이라 생각된다. 각자의 체력에 맞는 등산이라면 체력 단련에도 적합하고 행락 기분도 맛볼 수 있다. 그리고 웅대한 대자연과 함께하는 것이라 더욱 좋다. 산행에 익숙해지면 다음에는 어느 산에 오르자는 목표도 생겨난다. 적당히 몸을 움직일 수 있다는 점을 포함하여 여러 가지 의미에서 뇌의 기분전환, 활성화에 가장 적합한 것이 바로 등산이라 할 수 있다.

어느 영국 신문사의 파견 기자는 시간이 날 때마다 록 콘서트에 가곤 했다. 유명한 스타의 콘서트는 아니었다. 그는 유명 스타의 콘서트에는 전혀 흥미가 없었다. 그가 찾는 곳은 별로 인기도 없는 젊은 록 그룹의 콘서트장이었다. 그들의 연주는 서툴지만 거기에는 충만한 에너지가 있다고 그는 말한다.

그는 이른바 비틀즈 세대로, 젊은이의 음악이 급성장할 때에 방출되는 굉장한 에너지를 리얼하게 경험한 사람이다. 그러니까 이 나라의 젊은 그룹을 보고 있으면 그 에너지를 느끼던 무렵의 감성이 되살아나온다고 한다. 그의 가장 큰 스트레스는 모국을 떠나 있다는 점이지만, 현재 록의 취미로 스트레스를 해소하고 있기 때문에 아무런 문제도 없다고 한다. 스트레스의 배출구, 기분전환 방법도 사람마다 각기 다르다.

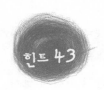

# 여성은 좌우 뇌가 균형을 이뤄
# 남성보다 스트레스를 덜 받는다

힌트 43

최근에는 남성뿐 아니라 여성들도 테크노스트레스(기술사회 부적응증) 때문에 고민하는 사람이 많아지고 있다. 그러나 본래 남성에 비해 여성이 스트레스에 강하다.

여성은 천성적으로 재해에 강하며, 재난을 만나도 살아나는 경우가 많다. 다부지며 오래 산다. 다부지며 유연하게 살 수 있다는 것은 생명력이 강하고 늠름하며 능숙하고 잘 견뎌낸다는, 즉 삶에 대해 바람직한 인간의 네 가지 모습을 완비하고 있다는 것이 된다.

그렇다면 어째서 여성의 생명력은 강한 것일까. 이 역시 뇌와 관련이 있다. 남성과 여성의 뇌에 대한 성차(性差)가 본격적인 연구 대상이 된 것은 금세기 후반에 이르러서이다. 물론 그 대상은 거의 쥐나 원숭이에 그치고 있지만, 그러한 얼마 안 되는 연구 성과를 통해서도 몇 가지 중요한 사항을 알 수 있다.

사람의 신피질은 좌우로 나뉘어져 있다. 아다시피 좌뇌는 주로 책을 읽거나 글을 쓸 때, 또는 계산을 할 때 등에 사용되는 디지털 뇌이다. 우뇌는 공간과 도형인지(圖形認知), 음감(音感), 직감 능력에 작용하는 아날로그 뇌라 할 수 있다.

좌뇌나 우뇌 중 어느 한쪽 뇌만 우위성(優位性)이 높아져 특수화하는 상태를 '측성화(側性化)가 진척된다'고 한다. 사실 남성의 뇌가 그러한 측성화에 있어서 여성보다 더 진척되어 있음이 다각적 조사를 통해 알려져 있다.

이 경우 특수화한다는 것은 한쪽 뇌의 기능이 뛰어나다는 것을 말한다. 그리고 다른 한쪽도 나름대로 우수하다면 무방하겠지만, 보통 그 뇌는 다른 기능에 있어서 철저히 무능하다. 말하자면 융통성이 없는 딱딱한 뇌와 다름없다.

그러나 여성은 한쪽 뇌의 부족한 부분을 다른 한쪽 뇌로 보완하는 탄성(彈性)을 가지고 있다. 좌우 뇌가 서로 보완작용을 한다는 데에, 탄력성이 있는 부드럽고 다부진 여성 뇌의 비밀이 있다. 이것은 좌우 뇌를 연결하는 뇌량(腦梁)의 단면적이 특히 앞쪽에서 여성이 압도적으로 넓다는 것이 증명되었다는 점에서 알 수 있다. 이 부분은 강하고 능숙하게, 잘 견뎌내며 살아가기 위한 정보가 교차되는 부분이다. 끈질김이나 부드러움을 탄생시키는 근원이기도 하다.

흔히 남자는 이치로 따져서 말하고 여자는 감정으로 말한다고 한다. 이를 달리 표현하면, 남자는 좌뇌형이고 여자는 우뇌형이라 할 수 있다.

본래 여성은 우뇌와 좌뇌의 정보 교환이 아주 빈번하게 이루어지며 양 뇌가 조화를 이루고 있다. 따라서 앞에서 한 말을 보다 정확하게 설명하면, 남자는 좌뇌 편중형이고 여자는 양 뇌 조화형이라고 할 수 있다(물론 이것은 일반론이다. 왼손잡이의 경우 등 사람에게는 각기

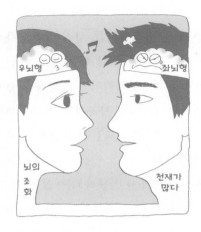

여자는 양 뇌가 조화를 이루고 있어서 남자보다 스트레스를 덜 받는다. 반면 한쪽 뇌가 더 발달한 남자의 경우는 천재를 많이 배출한다.

개인차가 있다).

또 여성은 좌우 뇌가 교류하는 뇌량 부분이 남성보다 더 넓기도 하다. 그러나 그것뿐 아니라 사회적인 요인도 크다. 특히 좌뇌 편중 교육에 흠뻑 젖어온 오른손잡이 남성의 우뇌는 일반 여성의 3분의 2 정도밖에 되지 않는다.

여성 자살자가 적은 것도 말하자면, 양 뇌의 균형이 잡혀, 안정된 사고방식을 가지고 있는 여성의 뇌는 강한 불안감이나 스트레스를 저장하지 않기 때문이라고 보고 있다. 그러나 반대로 여성은 뇌의 측성화가 없기 때문에 천재가 탄생하기 어렵다고 할 수 있다.

우리가 쥐나 원숭이를 이용해 뇌의 성차 연구를 한 것도 이제는 오래된 이야기이다. 지금은 인간의 뇌를 그 자리에서 볼 수 있는 MRI(기능적 자기공명장치)라는 기계도 나와, 상처를 내지 않고도 뇌를 들여다볼 수 있게 되었다. 이에 따라 구미에서는 많은 성과가 보고 되어 있기도 하다.

자료를 통해 보면, 생소한 단어를 분석할 때, 남성은 주로 좌뇌만 사용하고 여성은 좌뇌와 우뇌를 모두 사용한다는 사실이 분명하게 나타난다. 남성은, 특히 만성적으로 시간에 쫓겨 항상 초조한 심리 상태로 살아가는 외향적이고 공격적이며 정력적이면서 경쟁을 좋아하는 이른바 A형 인간이라 불리는 사람들은, 지속적인 심근경색이 일어나기 쉬운 것으로 지적되고 있다. 이것은 교감신경 반응이 지속되어 심근(心筋)에 부담을 주기 때문이다.

반면 여성은 스트레스에 대해 그렇게까지 반응하지는 않는다. 반응에 탄성이 있는 것이다. 다만 약점도 있다. 정서적인 면이나 대인 관계에서 스트레스를 받기 쉬우며, 심근에 대한 영향력은 별로 없는 대신 우울해지기 쉽다. 따라서 여성은 본능적으로 과잉 스트레스로부터 보호받고 있기는 하지만 그 기분이나 동작, 식욕, 수면, 성 충동 등에 타격을 받으면 쉽게 우울해진다.

이에 대해 지금까지 알려져 있는 바로는, 여성은 부신에서의 코르티손 생산량이 많아 이것이 신경전달물질인 세라토닌을 통하여 수면중추를 방해한다는 것, 또 노르에피네프린의 생산량이 적기 때문에 뇌간과 대뇌변연계에 대한 긴장이 감소되어 수면과 식욕에 변화를 초래, 생기를 상실하게 된다는 것이다.

스트레스와 성차의 관계에 대한 연구는 뇌생리학 분야에 있어서 앞으로 큰 숙제 가운데 하나가 되고 있다.

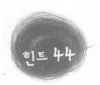

# 뇌를 편안하게 하는
# 가장 좋은 방법은 수면

힌트 44

긴 시간 책상 앞에서 일하거나 회의를 마친 뒤, 몸이 피로한 것도 아닌데 머리가 지친 것 같은 상태가 될 때가 있다. 이것은 뇌가 지쳤기 때문이다.

이렇게 되면 뇌에 쌓인 스트레스를 발산하는 수밖에 없다. 그러기 위해 가장 확실하고도 쉬운 방법은 수면을 취하는 것이다. 일에 지쳤다면 낮 휴식 시간에라도 가벼운 수면을 취하라. 불과 5분을 잔다 하더라도 깨어난 뒤 업무 효율은 월등히 높아질 것이다. 물론 밤에 충분한 수면을 통해 스트레스를 푼다면 더 좋은 일도 없겠지만 잠을 잘 이루지 못하는 사람은, '잠을 자야 하는데…….' 하는 마음이 앞서 긴장한 나머지 더 지칠 때도 있다. 낮 동안의 휴식 시간을 이용하여 잠시라도 잠을 자는 수밖에 없다.

우리 몸에는 숱한 신경이 온몸에 퍼져 있다. 그 중에서도 반사에 의해 무의식적인 몸의 움직임을 담당하고 있는 것이 생리적 균형을 관장하는 자율신경이다. 자율신경에는 교감신경과 부교감신경 두 종류가 있는데 서로 상반되는 활동을 한다.

점보 항공기의 조정실을 상기해보자. 하늘이 높은 곳에서는 조종사가 직접 조종하지 않아도 오토자이로(autogiro, 자동자세 제어장치)라는 자동조종기가 알아서 작동해 점보 항공기를 목적지로 유도한다. 이 때문에 우선 조종사들은 편안하게 쉴 수 있다. 난기류에 휘말리거나 이륙 또는 착륙할 때에는 조종사 자신이 조종간을 잡고 긴장하며 조종한다.

이때 오토자이로가 바로 부교감신경에 해당되는 것으로, 사람이 편안한 시간을 보내고 있을 때 몸속에서 활동한다. 이에 비해 긴급사태가 일어난 때라든가 긴장했을 때에 활동하는 조종사가 교감신경이 된다.

조종사가 처음부터 끝까지 줄곧 혼자서 조종하는 것은 매우 힘들다. 마찬가지로 교감신경도 하루에 몇 차례 쉬게 하여 부교감신경이 활약할 시간을 만들어주는 것이, 지친 뇌를 회복하는 데 중요하다. 그 교감신경을 쉬게 하는 데 가장 큰 효과가 있는 것이 바로 잠자는 것이다.

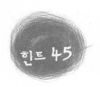

# 마이크로 슬립은
# 효과적인 피로 회복법

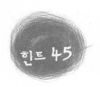
힌트 45

수면은 복잡한 뇌를 가진 고등동물에게서 볼 수 있는 진화된 휴식 기능이다. 이를테면 동물의 진화에 맞추어 수면 기능도 진화한다. 거대한 뇌를 가진 인간에게 있어서 수면이 얼마나 중요한가 이해할 수 있는 대목이다.

수면은 뇌 스스로가 휴식을 취하는 상태이다. 몸을 쉬게 한다는 것은 뇌를 쉬게 한다는 의미이다. 즉 수면이 바로 뇌의 일이라는 뜻이다.

뇌에는 수면 중에 대뇌신피질의 레벨이 저하되어 의식이 없는 때에도 활동을 계속하는 부분이 있다. 생명 유지에 필요한 신경회로가 가득 차 있는 뇌간, 즉 중뇌(中腦)·간뇌(間腦), 연수(延髓)라든가, 그 윗부분과 접하는 전뇌기저부(前腦基底部, 성중추·호르몬 왕국, 자율신경중추인 시상하부 포함)라는 부위이다. 겨울잠을 자는 동물들의 호흡이나 심장이 멈추지 않는 것은 이 기능 때문이다.

우리는 수면 중에 꿈을 꾼다. 이것은 대뇌변연계 중의 기억중추이기도 한, 해마라는 부분이 활성화되기 때문인데 그것은 깊은 잠에서 깨어나기 위한 준비 단계로, 이때 해마가 정보를 재정리해 준다. 이 수면이 이른바 렘 수면(REM 睡眠)이다. 렘이란 급속안구운동(急速眼球運動, Rapid Eye Movement)의 약어로, 뇌가 잠에서 깨어나는 순간이므로 안구가 움직이기도 하고 꿈을 꾸기도 한다. 머릿속의 정보를 재정리하면서 꿈을 꾸게 된다. 꿈에 기상천외한 일들이 많이 나타나는 이유는 잊어버리고 싶은 내용이 많기 때문이며, 사실 꿈을 꿈으로써 좋지 않은 일들을 잊어버리는 수가 많다.

수면은 과로한 뇌에 휴식을 줌과 동시에 좋지 못한 일을 잊어버리기 위해 존재한다고 해도 될 것이다. 이에 대해 논렘 수면(non-REM 睡眠)은, 뇌가 쉬고 있는 조용한 수면을 말한다. 이와 같이 사람의 수면에는 렘 수면과 논렘 수면이 있다.

이 수면은 대뇌의 피로를 회복하는 데에 빠뜨릴 수 없는 중요한 방법이다. 대뇌가 극단적으로 발달한 인류는 깊은 논렘 수면에 의해 신경뇌를 회복시키며 유지해왔다. 렘 수면은 계통발생적으로 오래된 수면이다. 진화에서 오래된 것일수록 태아나 유아기에 현저하게 나타난다. 렘 수면도 그 원칙에 따라 유아기에 발생률이 높으며, 발육함에 따라 감소되고 성인이 되면 거의 일정(전체 수면의 20퍼센트 전후)해진다.

이러한 렘 수면이 구식 잠이라는 증명은 그밖에도 있다. 오랜 진화의 과정 속에서 정착되었기 때문에, 생물 시계(時計)의 강한 구속을 받아 융통성이 없다는 점도 그 중 하나이다. 외부 환경에 적응하면서 진화되었으면 밤에 잠을 자는 것도 활동하기에 적합하지 않은 야간에 대한 대책이 되는 셈이다. 어둡고 춥고 적이 많으면 활동을 정지하지 않을 수 없는 것이 밤이라는 시간이다.

이에 비해 논렘 수면은 진화한 항온동물(恒溫動物)이 체온을 일정하게 유지하면서 몸의 활동량을 전체적으로 저하시키기 위해 터득한 신기술이다. 게다가 체온이 높은 항온동물은 빈번하게 지치기 때문에, 에너지 절약 차원에서 잠을 자는 것이다. 이런 점에서 볼 때 그것은 내부 환경에도 적응하고 있는 셈이다. 변온동물(變溫動物)처럼 외적인 변화와는 독립하여 활동할 수 있다.

이로 인해 인간은 언제든지 휴식할 수 있고, 수면의 질을 좋게 함으로써 수면 양을 조절할 수 있는 특전을 가지게 되었다. 휴식한 뒤 활동하기 위해서는 깊은 잠에서 깨어날 필요가 있다. 잠에서 제대로 깨어나지 못하면 활동이 둔해진다. 그렇게 만들지 않고 산뜻하게 깨어날 수 있게 하는 기구가 렘 수면이다. 몸의 움직임을 중지시킨 가운데 뇌에 엔진을 걸게 되므로 준각성기구라 불리기도 한다.

수면은 양뿐 아니라 질도 좋아야 한다. 기계화, 정보화, 국제화가 발달된 현대에는 더욱 그렇다. 지나친 스트레스로 인해 우리의 심신은 걸레처럼 된다. 이 스트레스를 진정시킬 수 있다는 데에 수면의 중대한 역할이 있다. 다만 흔히 말하는 8시간 수면을 고집하는 것은 잘못이다. 얕은 논렘 수면이 오래 계속된다거나 또 렘 수면이 지나치게 많거나 적어도 그것은 얕은 잠, 즉 잠에서 깨어나기 쉬운 수면이므로 질이 나쁜 수면이다. 이럴 때에는 오래 잤음에도 불구하고 잠이 부족한 것처럼 느껴진다.

반대로 아주 잠깐만 잤는데도 머리가 맑을 때가 있다. 어디까지나 수면은 양이 아니라 질이기 때문이다. 사실 짧게 자는 것과 길게 자는 것과 잠이 부족한 것은 각기 밀접한 관계가 있다. 어느 한쪽이 원인이면 다른 한쪽이 결과가 된다.

　그렇다면 맑은 기분으로 깨어나려면 어떻게 해야 하는가. 한꺼번에 묶어서 자는 습관을 중단하고 잘게잘게 자는 것도 수면의 질을 높이는 한 방법이다. 아주 잠깐 조는 것 같은 마이크로 슬립(micro sleep), 이것은 초(秒) 단위의 수면이지만 피로 회복의 효과가 매우 크다. 또 잠에서 언제 깨어나든 연속적으로 질 좋은 잠(깊은 논렘 수면)과 적당한 렘 수면(꾸벅꾸벅 조는 수면)을 적절히 유지하는 것도 효과적인 방법이다.

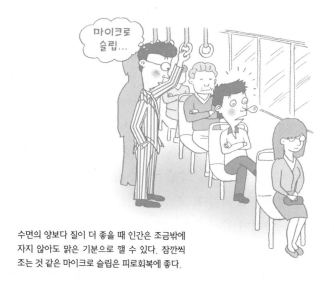

수면의 양보다 질이 더 좋을 때 인간은 조금밖에
자지 않아도 맑은 기분으로 깰 수 있다. 잠깐씩
조는 것 같은 마이크로 슬립은 피로회복에 좋다.

# 렘 수면은 머리를 맑게 한다

논렘 수면이 대뇌의 피로를 회복시킬 수 있는 꼭 필요한 수면이라는 것을 알았다. 그렇다면 도대체 수면의 구조와 뇌의 관계는 어떤 것일까.

수면에도 여러 가지가 있다. 잠을 자기만 하면 뇌가 회복되는 것은 아니다. 왜냐하면 수면은 양이 아니라 질에 따라 휴식이 되기도 하고 뇌를 지치게 할 수도 있기 때문이다.

지나친 스트레스로 인해 우리의 몸과 마음은 뇌를 통해 산산조각이 나기도 한다. 그런 때야말로 빨리 스트레스를 진정시킬 필요가 있는데 이때 수면이 큰 역할을 한다.

수면이라는 것은 뇌뿐 아니라 몸 전체에 일어나는 생리학적 변화이다. 뇌나 내장, 근육, 그리고 심장에 이르기까지 인체의 모든 기관은 잠자는 동안에 활동이 약화된다. 즉 부교감신경이 우위에 있는 상태가 되는 것이다.

지금까지 여러 가지 실험을 통해, 잠을 자지 않고 계속 깨어 있으면 육체에도 뇌에도 상당한 부담을 준다는 사실이 입증되었다. 잠을 자지 않으면 2, 3일째부터 짜증이 나고 기억력이 나빠지며 착각이나 환각도 일어난다. 또 잠을 재우지 않는 단면실험(斷眠實驗) 뒤에 실컷 자게 하면 12~14시간 후에 깨어나게 된다. 정상적인 뇌는 15시간 이상은 깊이 잠들지 못한다.

눈을 감은 순간부터 아침에 일어날 때까지 아무것도 모르고 죽은 듯 잤다는 표현이 있다. 하지만 역시 수면은 일정한 리듬을 반복하며 열심히 체력 회복을 위해 노력한다.

얕은 잠은 깨어 있는 세계와 깊은 수면의 세계 사이에 놓인 다리와 같은 것으로, 수면 상태를 의식할 수도 있다. 그러나 점차 주위 상황과 자기 의식의 경계가 명확하지 않게 되면 입면환각(入眠幻覺)이라 불리는 수면 초입의 환각을 보기도 한다. 이상한 소리를 들은 것도 같고 꿈인지 현실인지 구별되지 않는 체험을 하는 것도 이 수면에 들어섰을 때이다.

이 수면은 대략 2, 3분에 끝나고 그 다음 중간 정도의 수면으로 들어간다. 여기에서 수면은 급속하게 깊어지며 맥박은 느려지고 안구 운동도 점차 중단된다. 이 무렵부터는 자극을 주어도 깨어나기 힘들며 조용하고 기분 좋은 숨소리를 내기 시작한다. 이때 사람은 이미 의식이 없다.

중간 정도의 수면이 한 번의 수면에서 차지하는 비율은 가장 크다. 그것은 길면 1시간 이상이고 대개는 30분에서 50분 정도 계속된다. 이때부터 수면은 더욱 깊어져 가장 깊은 잠으로 이행한다. 죽은 것같이 잠잔다고 하듯이, 이 단계가 되면 잠자는 모습도 편안한 느낌이 아니라 모든 힘이 빠진 상태이다. 깨우려 해도 좀처럼 눈을 뜨지 못하고, 설사 깨었다 하더라도 그대로 두면 이내 다시 잠 속으로 빠져든다.

이렇게 깊은 잠이 대략 2, 30분 정도 계속되면 돌아눕는 움직임들을 계기로 렘 수면이 나타난다. 깊은 수면에서는 전혀 움직이지 않았던 안구도 깨어 있을 때와 같은 움직임을 보이기 시작하며, 동시에 맥박이 빨라지고 호흡도 얕아진다. 이 상태가 20분에서 40분 정도 계속된다. 이러한 렘 수면 중에 깨어나면 머리도 산뜻하고 즉시 다음 활동으로 들어갈 태세가 갖추어진다. 그러나 깨어나지 않으면 다시 중간 정도의 수면 상태로 들어간다.

이런 것을 한마디로 수면이라 하지만, 사실은 이러한 복잡한 작업이 반복되는 과정이다. 그 덕분에 사람은 편안한 수면을 계속할 수 있고, 결과적으로 뇌의 파괴라든가 뇌의 노화로부터 보호되고 있는 것이다.

# 30분 이상의 낮잠은
# 역효과를 낳는다

힌트 47

업무나 긴장이 계속되는 사이에 잠깐씩 자는 수면을 포함하여, 낮잠은 피로 회복에 큰 효과가 있다. 그러나 낮잠이라고 하면 나태한 이미지가 연상돼 나쁘게 생각되기도 한다. 그러나 최근에는 낮잠의 효과가 조금씩 인정되기 시작하고 있다.

멕시코나 스페인에서는 옛부터 오후에 낮잠을 자는 것이 관례가 되어 있을 정도이다. 이것은 한낮의 뜨거운 태양으로부터 몸을 보호하기 위해서이며, 그 더위 속에서 체력을 유지하기 위한 독특한 생활의 지혜이다. 낮 동안에, 특히 기온이 많이 올라가는 지역에서는 흔히 볼 수 있는 습관이다.

우리 나라에서는 그렇게까지는 하지 않더라도, 점심식사 후에 여유 있는 스케줄로 일을 할 수 있다면 몸에 그 이상 고마운 일도 없을 것이다. 또 점심식사 후의 낮잠은 아침에 일어나기 전 3시간 동안의 수면과 같다는 주장도 있다. 낮잠을 잠으로써 저녁까지 맑은 기분으로 일할 수 있다. 보다 효과적인 낮잠을 즐김으로써 효율적인 업무 처리와 함께 일에 대한 의욕이나 자신감도 높아질 수 있다.

밤에 자는 짧은 수면은 잠이 부족하다는 느낌을 갖게 할 수 있지만 낮잠은 그것과는 달리, 짧은 시간이라도 큰 피로회복 효과를 가져올 수 있다. 이 또한 체내 시계의 작용 때문으로, 교감신경을 약간 쉬게 함으로써 뇌의 컨트롤도 충분히 이루어진다.

그렇다면 낮잠은 도대체 어느 정도 자는 것이 적절할까. 보통 30분 이내가 바람직하다. 30분 이상이면 역효과를 부를 수 있는데, 30분보다는 1시간을 자는 것이 더 효과적일 것 같지만 여기에서 수면 사이클을 상기해보기 바란다.

30분이란, 깊은 수면에 들어가기 전의 얕은 수면 단계이다. 30분이 지나면 깊은 논렘 수면에 들어가게 되고, 이 과정에서 깨어난다 해도 뇌는 충분히 잠을 잔 상태의 수면 습관을 가지게 된다. 꾸벅꾸벅 졸았거나 아니면 잠을 깊이 잤거나 둘 중에 어느 한쪽이 아니면 잠에서 깨어나도 기분이 상쾌하지 않다.

잠든 지 1시간 정도 되어 한참 깊은 잠을 자고 있을 때 깨우게 되면 누구든 기분이 좋지 않다. 깊은 잠을 잘 때는 뇌의 기능도 저하되어 있기 때문에 원래 상태를 회복하는 데에도 시간이 걸린다. 특히 나이가 든 사람일 경우 낮잠을 너무 오래 자면 밤잠을 이루기가 힘들다는 역효과도 나타날 수 있다.

일본의 국립정신신경센터의 조사에 따르면, 60세 이상의 남녀 313명의 생활습관을 조사한 바, 충분히 잘 수 없다고 한 사람은 전체의 16퍼센트였지만, 1주일에 3회 이상 낮잠을 잔 사람들 중에서는 10.5퍼센트를 차지했다.

다른 건강한 10명(평균 74세)의 행동기록을 통해 낮잠과의 관계를 조사한 것에 의하면, 낮에 30분 미만밖에 잠자지 않은 사람이 밤중에 잠에서 깨는 시간은 35분이며, 시간적으로 여유가 있어 실컷 낮잠을 잔 사람들은 14분이었다. 국립정신신경센터의 연구실장(노인정신 보건업무를 담당)은, 이 결과를 통해 볼 때 낮잠이 생체 리듬을 고르게 해 밤에 수면이 집중되는 것이라고 설명했다.

오히려 역효과가 되는 장시간의 낮잠은 주의해야 한다. 낮잠 같은 단시간 수면을 하루에 여러 차례로 나누어 취할 수 있으면 피로 회복에 효과가 있다. 비록 철야 근무를 했다 하더라도 그 피로에서 쉽게 벗어날 수 있는 것이다.

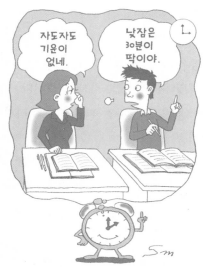

낮잠은 30분 이내가 적당하다. 잠든 지 1시간 정도 되어 깊은 잠에 빠져 있으면 뇌의 기능이 저하되고 그만큼 회복하는 데 시간이 걸린다.

# 사람 뇌의 집중적
# 사용 한계는 90분이다

머리는 쓰면 쓸수록 좋아지고 젊어진다고 하지만 집중적으로 머리를 계속 쓰는 경우 휴식 없이 얼마나 쓸 수 있을까. 결론부터 말하면, 사람 뇌의 집중적 사용 한계는 일반적으로 90분이다.

물론 24시간을 일에 열중했다, 이틀 밤낮을 철야로 일했다는 체험도 없지는 않겠지만, 아마 그 사람들은 90분 정도에 한 번씩 쉰다든가 담배를 피운다든가 커피를 마시는 등 그 어떤 형태로든 자연스럽게 휴식을 취했을 것이다.

어떻게 장시간의 집중이 가능한 것인가. 우리 뇌의 대뇌신피질이 발달되어 있기 때문이다. 무엇인가를 참는다는 것은 대뇌신피질의 발달로 인해 정서 기능이 잘 작용하고 있다는 증거이다. 물론 대뇌신피질의 능력에만 의존하다 보면 스트레스가 생기게 된다. 따라서 기분전환이나 휴식이 필요하다.

회의를 할 때도 90분이 지나면 뛰어난 기획력이나 의견은 급격히 감소될 수 있다. 될 수 있으면 앞뒤에 여유를 두고 1시간에 한 번씩 잠깐 숨 돌릴 시간을 갖는 것이 머리 회전을 둔화시키지 않는 요령이다. 휴식 시간을 포함해 1시간 단위로 업무 내용을 바꾸어보는 것도 효과적이다. 예컨대 많은 계산을 요하는 집중력이 필요한 업무 뒤에는 자료나 물품 정리 등 손을 움직이는 작업을 하는 것이 좋다.

독서의 경우에도 마찬가지이다. 1시간이나 90분 동안 계속 책을 읽은 후 한숨 돌리면 그 다음부터는 이해가 더 잘 된다. 이때 가벼운 운동으로 뇌에 자극을 주면 더욱 효과적이다. 운동을 할 수 없으면 화장실에 가면서 바깥 공기도 마셔보고 가볍게 체조도 해본다. 또 가볍게 계단을 오르내리거나 책상에 손을 짚고 팔굽혀펴기를 하는 것도 좋다. 커피나 차를 마시는 것만으로도 기분전환이 된다.

오랜 시간 한 가지에 집중하고 있으면 마치 머리가 꽉 막힌 상태처럼 된다. 그 막힌 것을 풀기 위해서라도 가벼운 운동을 하는 것이 좋다. 이로써 몸의 굳은 부분도 풀리고 뇌 또한 자극을 받게 된다.

사람에게는 보통 렘 수면이 90분마다 찾아온다. 그 20~40분 동안 꿈을 꾼다. 잠자고 있는 동안에도 90분의 리듬을 지키고 있는 우리 몸은 참으로 신비할 수밖에 없다.

# 명상으로, 뇌를 안정시켜 최고 상태를 유지할 수 있다

힌트 49

최고의 컨디션으로 일에 임하라, 그래서 자신의 능력을 충분히 발휘하라고 우리는 말한다. 그렇다면 최고의 상태에 있는 뇌, 능력을 충분히 발휘할 수 있는 컨디션은 어떤 때를 말하는 것일까.

어깨가 축 늘어질 때가 있다. 자칫하면 나태해지고 주의력도 산만해지기 쉬우므로 그런 상태는 계속되면 안 된다.

그렇다고 바짝 긴장한 채 구석구석 하나도 빠뜨리지 않고 모든 것을 흡수하려는 상태는 그리 오래 가지 않는다. 그리고 긴장이 풀렸을 때 의외의 실수를 하기 쉽다.

가장 좋은 것은 그 중간이다. 적절히 쉬고, 그러면서 어떤 일에도 즉시 대응할 수 있는 상태, 바로 그런 때가 뇌의 최고 컨디션 상태이다. 좌선 중의 뇌가 그것에 해당된다. 좌선에 숙련된 사람이 명상 상태에 들어갔을 때의 뇌파를 측정해보면, 안정을 나타내는 알파 파가 나오고 있음을 알 수 있다. 더욱이 그 상태는 연속적으로 나타나는데, 그 이상으로 흥분하여 주파수가 높아지지 않으면 잠들게 되지도 않는다.

그런 상태에서 외부 자극을 주어보자. 갑자기 짧은 소리를 들려준다. 그러면 흥분을 나타내는 베타 파가 출현한다. 그러나 그것은 불과 1, 2초 동안에 이내 알파 파로 되돌아간다. 몇 번을 반복해도 변함이 없다. 만일 보통 사람에게 같은 소리를 들려준다면 10초 이상 베타 파가 나오게 된다. 반복하면 이번에는 자극에 익숙해져 반응하지 않게 된다.

일을 시작하기 전에 잠깐 명상의 시간을 가져 뇌를 안정시키면 편안한 가운데에서 긴장할 수 있는 최고의 상태가 된다. 편안함으로 전체를 살펴볼 수도 있고, 긴장하고 있으니까 초점을 놓치지도 않는다.

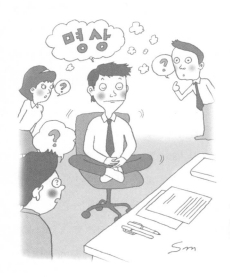

일을 하기 전에 잠깐 명상 시간을 가져라. 명상을 하면 편안한 마음으로 전체를 살펴볼 수도 있고 긴장 상태이므로 초점을 놓치지도 않는다.

좌선을 한다고 해도 실제로 선사(禪寺)까지 가서 하기는 쉬운 일이 아니다. 집에서 좌선과 유사한 훈련을 하면 된다. 복식 호흡도 그 중 하나이다. 배를 내밀며 천천히 숨을 들이마시고, 다음에는 배를 집 어넣으며 조금씩 숨을 토해낸다. 배에 손을 대고 공기의 출입을 분명하게 확인한다. 그것만으로도 뇌기능을 향상시킬 수 있는 컨디션을 만들 수 있다.

# f분의 1의 파장은
# 뇌를 편안하게 한다

힌트 50

'f 분의 1의 파장'이라는 말이 있다. 자연계에 존재하는 시냇물의 흐름, 조용한 파도 소리, 산들바람 소리, 벌레울음 소리 등에 있는 주파수 또는 강약 변화의 리듬을 가리키는 말이다. 그것은 일정한 것 같으면서도 일정하지 않은 미묘한 파장이 있다. 그 파장에 의한 소리를 들으면 사람은 편안해지며 안도감을 얻게 된다.

이것은 비단 자연계에서만 존재하는 것이 아니다. 예를 들어 고전음악의 장르에서 보면, 바로크 음악에 f 분의 1의 파장을 가진 음악이 많다고 한다. 그러한 f 분의 1의 파장을 가진 음악을 명상음악이라고도 한다.

그렇다면 어째서 f 분의 1의 파장에 사람을 편안하게 만드는 효과가 있는 것일까. 그것은 뇌가 편안하게 있을 때에 나오는 뇌파의 알파 파 리듬이 그 파장과 같기 때문이다. 즉 뇌파가 동조하여 어울리게 되는 것이다.

그러한 메커니즘을 이용하여 환자들의 불안감이나 짜증을 해소할 수 없을까 하고 생각한 외과의사가 있었다. 그는 f 분의 1의 파장 자연음을 내는 베개를 고안하여 실제로 환자가 쓰게 했다.

그러자 무려 60퍼센트 이상에 이르는 환자들에게 효과가 나타났다고 한다. 뿐만 아니라 수술 전후에 불면증 증세를 보이는 사람들에게도 효과가 있어 숙면할 수 있게 되었다고 한다.

물론 공부 중 휴식 시간에도 f 분의 1의 파장을 이용해 편안함을 찾을 수 있다. 휴식 시간 중 15분 동안, 헤드폰으로 f 분의 1의 파장이 있는 명상음악을 들으며 눈을 감아본다.

이것은 가벼운 명상이다. 또 특별히 f 분의 1의 파장에 구애받지 않고, 편안하고 상쾌한 느낌이 드는 음악을 듣는 것만으로도 많은 알파 파가 나오게 된다.

뇌의 스트레스를 해소하는 방법에는 여러 가지가 있겠지만, 이와 같은 간단한 방법으로도 큰 효과를 볼 수 있다.

# 뇌를 젊게 하는 처방법 3

* 뇌에 있어서 스트레스는 큰 적이다. 뇌가 스트레스의 침해를 받으면 노화가 시작된다. 장시간에 걸친 스트레스는 피해야 하며 뇌에도 휴식을 주어야 한다.

* 뇌가 젊어지게 하려면 스트레스를 해소하는 것이 절대 조건이다. 환경 변화에 따라 신속하게 대응하기 위해서는 평소부터 전두엽에 있는 소프트웨어를 단련해두어야 한다.

* 섹스를 생각할 때, 절정에 이르지 못하면 부끄럽다든가 도중에 위축되면 남자의 체면이 서지 않는다는 등의 강박관념에 사로잡혀 있다면 심리적으로 더욱 지치고 만다. 마음을 편안하게 갖는다면 발기불능도 자연히 해소된다.

* 여성의 섹스 장애도 기본적으로는 스트레스 때문이다. 고전음악을 듣거나 향기 요법 등으로 기분전환을 할 필요가 있다. 남자든 여자든 잘 다듬어진 감성과 지혜로 스트레스와 맞서 싸울 수 있는 마음가짐이 중요하다.

* 스트레스가 쌓이지 않게 하려면 좋지 않았던 기억은 빨리 잊어버리는 것이 중요하다. 건망증이 생기는 것은 스트레스가 축적되었음을 알리는 몸으로부터의 주의 신호이다. 무슨 일이든 지나치게 신경을 쓰면 뇌는 늙기 시작하는 것이다.

* 스트레스를 쾌감으로 바꾸려면 조깅이나 산책 등을 통해 몸을 움직여 스트레스를 느끼는 상태가 되게 한 다음, 그것을 계속적으로 한다. 이윽고 뇌가 쾌감을 느끼게 되면 그것이 엔도르핀을 내보내는 계기가 된다.

＊ 뇌의 균형을 생각하지 않으면 심신의 뒤틀림이 심해진다. 침식을 잊고 일에 열중하지 말아야 한다. 심신에 신경을 쓰며 자기 식대로 건강하게 일을 해나가지 않으면 심신의 뒤틀림이 증가되고 뇌는 쇠퇴할 뿐이다.

＊ 스트레스 해소를 위해 업무 이외의 지적 활동이나 취미 생활을 갖는다. 다른 분야에서 뇌에 놀이가 되는 부분을 만든다. 또는 술을 마시며 대뇌신피질을 마비시키는 것도 상당히 직접적인 기분전환이 되며, 스포츠를 즐기거나 노래와 춤을 배우는 것도 효과가 있다. 그 점에 있어서 하이킹이나 등산은 대자연과 함께한다는 의미에서 이중의 기분전환이 될 수 있다.

＊ 여성의 뇌가 스트레스에 강한 것은 양쪽 뇌의 균형이 잘 잡혀 안정된 사고를 할 수 있기 때문이다. 강한 불안감이나 스트레스를 쌓아두지 않는 것이 중요하다. 남자도 그런 점을 배운다면 뇌의 측성화를 방지할 수 있다.

＊ 뇌를 편안하게 하기 위해서는 수면이 가장 적합하다. 90분이 지배하는 뇌의 신비한 리듬도 중요하다. 필요한 때에는 f 분의 1의 파장으로 뇌를 쉬게 한다.

뇌의 젊음을 유지하려면 반복적인 생활 패턴에서
벗어나 과감히 도전하라. 맨발로 생활하고, 땀 흘리고,
수치 당하고, 글쓰는 행위도 뇌의 힘을 키워준다.

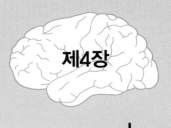

제4장

뇌를
노화시키지
않는 생활술

힌트 51

# 아침형 인간은
# 뇌를 활성화시킨다

미처 알지 못하고 습관처럼 지내는 일상생활은 어떻게 보면 매우 위험한 일이다. 왜냐하면 한번 나쁜 습관이 몸에 배면 좀처럼 고치기 어렵기 때문이다. 하지만 어떻게 해서든 기분을 새롭게 하고 나쁜 습관을 좋은 습관으로 고쳐야 한다.

균형잡힌 좋은 생활 패턴은 뇌에 좋은 자극을 주지만, 반대로 좋지 않은 생활 패턴은 뇌에도 나쁜 자극을 주게 된다. 좋은 습관은 일의 능률도 오르게 하고 업적도 향상시킨다.

사람은 자신의 몸에서 일어나는 노화 현상을 인정하려 들지 않는다. 언제나 젊다고 생각한다. 물론 마음을 젊게 가지는 일은 중요하다. 병은 마음에서부터 온다는 말이 있듯이, 마음가짐 하나로 그 사람 건강 상태가 변할 수도 있다.

그러나 스스로는 젊다고 생각하지만 정신적, 육체적으로는 이미 노인이 되어버린 사람도 상당히 있다. 그런 사람은 신속하게 뇌의 젊음을 되찾지 않으면 이내 돌이킬 수 없는 상태가 된다. 반대로 젊음을 유지하고 있는 사람이라면 규칙적인 생활 속에서 신선한 자극을 주는 것만으로도 뇌의 활력을 유지할 수 있고, 또 그 이상으로 향상시킬 수도 있다.

최근에는 야간형 인간이 증가하고 있다. 그것은 자연의 리듬에 따르는 생활 패턴이 아니다. 본래 우리 인류는 원시 시대부터 몇십만 년 동안 태양과 함께 일어나고 해가 지면 잠드는 생활을 계속해왔다. 이것이 인간 본래의 생활 리듬이며 자연의 모습이다.

그 리듬을 만들어내고 있는 것이 뇌 안에 있는 체내 시계이다. 체내 시계는 24시간보다 조금 더 긴 주기로 돌고 있지만 뇌가 그것을 24시간으로 조절한다.

사람의 운동 기능이나 지적인 작업 능률은 하루 종일 일정한 것이 아니다. 체내 시계에 의해 제어되고 있다. 이것은 체온 상승과 깊은 관련이 있다.

인간의 평균 체온은 약 36도이며, 오후 2시에 절정에 이르고 오전 2시 무렵에 최저가 된다. 체온이 오른다는 것은 그만큼 에너지가 연소되는 것을 말하는 것이므로 뇌에 의한 몸 기능도 활발하게 움직인다. 따라서 체온이 상승하는 시간대에 맞추어 작업을 하는 것은 능률 향상의 중요한 포인트가 된다. 그런 만큼 아침은 업무상 계산을 하거나 기계적인 작업을 하기에 가장 적합한 시간대이다.

따라서 효율적인 시간대를 보다 길게 유지하기 위해서는 아침부터 의식적으로 체온을 올리도록 해주면, 비록 몸은 완전히 깨어나 있지 않다 하더라도 뇌는 활발하게 움직이기 시작한다. 그런 점에 있어서 아침에 일어난 뒤 바로 하는 건포마찰(乾布摩擦)이나 조깅 등은 체온의 상승과 함께 피부의 신진대사를 촉구하여 폐 순환을 양호하게 하며 뇌에 상쾌한 자극을 주게 된다. 그 습관을 일상화하면 하루 동안 뇌의 활동 시간이 훨씬 길어지며 머리가 맑을 때에 효과적으로 시간을 사용할 수 있게 된다.

　인간은 태양의 운행과 함께 살아온 주행성(晝行性) 동물이다. 따라서 아침형 인간으로서의 생활을 영위하는 것이 자연의 섭리에 보다 합치되는 일이므로 뇌에도 이른 아침부터 리드미컬하고 적절한 자극을 주는 것이 바람직하다. 그것만으로도 뇌는 활성화되기 때문에, 바로 지금부터 우리의 생활 패턴을 아침형으로 바꾸어야 할 것이다.

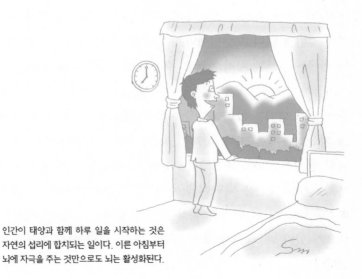

인간이 태양과 함께 하루 일을 시작하는 것은
자연의 섭리에 합치되는 일이다. 이른 아침부터
뇌에 자극을 주는 것만으로도 뇌는 활성화된다.

# 아침형 인간은 야간형 인간보다
# 업무능력이 탁월하다

힌트 52

아침형 생활 패턴이 좋은 또 하나의 이유는, 밤이 되면 육체적으로나 정신적으로 피로가 쌓여 뇌의 힘이 저하된다는 사실을 들 수 있다. 앞에서 뇌세포의 사멸을 방지하기 위해서는, 뇌의 신경세포와 신경세포를 연결하는 시냅스라는 이음매를 학습에 의해 증가시켜 가는 길밖에 없다고 설명했다. 이 시냅스를 증가시켜 뇌를 활성화하는 데에는 신선한 지적 자극을 주는 것이 무엇보다도 효과적이다.

지금까지 흥미가 없어 손을 대지 않았던 분야의 책을 읽거나, 금방 이해가 되지는 않더라도 영어책을 읽으며 알고 있는 단어의 기억을 되살리는 등 학습의 축적이 뇌 속의 여러 가지 네트워크를 넓혀 뇌의 활성화를 촉진하게 되는 것이다. 이렇게 하여 새로운 회로가 만들어지면 그만큼 뇌력이 높아진다. 그러나 앞에서도 설명했듯이 최소한 90분에 한 번씩은 휴식을 취하여 지친 신경과 뇌를 쉬게 할 필요가 있다. 이러한 법칙을 지킨다면 그 뒤의 학습 능률도 향상될 것이다.

뇌의 활동면에서 보더라도, 밤에 졸린 눈을 비비며 공부나 일을 하는 것은 오히려 역효과를 나타낸다. 그보다는 뇌를 위해 공부 중이나 작업 중에 졸음이 오면 바로 잠자리에 드는 것이 좋다. 일찍 자고 건강 상태를 양호하게 조절하여 다음 날 아침에 한두 시간 일찍 일어나서 하는 편이 더 능률적이다.

뇌의 활동 면에서 볼 때, 아침 1시간의 활용은 밤의 3시간과 맞먹는다. 뇌생리학적으로도 밤보다는 아침에 더 큰 집중력을 보일 수 있다.

아침형과 야간형 인간이 갖는 다른 점은 뇌활동 시간의 길이뿐만이 아니다. 지적인 작업 능력에도 분명한 차이가 있다. 아침형 인간과 야간형 인간의 계산 속도를 뇌파를 이용해 조사해보면, 아침형 인간의 계산 속도가 더 빠르다는 사실이 증명되었다.

더욱이 아침형 인간에게는 야간형 인간처럼 계산 능력에 심한 변동이 없다는 것도 알려져 있다. 야간형 인간이 가장 힘들어하는 오전 10시 전후에 아침형 인간은 높은 계산 능력을 가지고 있다. 그리고 그 뒤에도 계산 능력이 떨어지지 않는다. 비록 머리가 맑지 않은 상태라 하더라도 아침은 한자 쓰기라든가 계산 문제 등 기계적인 공부를 하기에는 매우 적합한 시간이다.

# 맨발로 걸으면
## 뇌 자극에 효과적이다

힌트 53

걷는 것을 아주 싫어하는 사람이 있는데 그런 생활을 계속한다면 틀림없이 뇌력이 저하된다. 걸어서 발의 근육을 사용하는 것은, 발에서의 자극이 등줄기를 통해 그대로 뇌에 전달되어 뇌를 활성화해주기 때문이다. 걷지 않고 발을 편하게만 해주면 뇌의 말단신경 자극 부족으로 뇌의 기능은 계속 쇠퇴하고 노화된다.

특히 걸을 기회가 별로 없는 직종에 종사하는 사람이라면 에스컬레이터나 엘리베이터가 아닌 계단을 이용하는 것이 바람직하다. 젊을 때부터 그런 습관을 익혀두지 않으면 나이가 들면서 더욱 걷는 것이 귀찮아지게 된다. 운동 부족으로 비만이라도 오게 되면 더욱 걸을 필요가 있다. 흔히들 나이 든 사람이 다리 관절 때문에 걷지 못하게 되면 치매가 온다는 이야기를 한다. 이 역시 걷지 못하게 됨으로써 뇌에 대한 자극이 부족해졌기 때문이다. 아무리 젊다 해도 걷는 습관을 갖지 않으면 얼마 안 가 그의 머리는 치매와 같은 상태가되어 쓸모가 없어진다. 짧은 거리는 우선 걷기로 한다. 그러면 쉴새 없이 뇌에 자극이 보내진다. 산책 코스를 정할 때에는 언덕길이나 계단을 포함시켜서 30분 정도 걷도록 한다. 이때 발뒤꿈치에 중심을 두어 발을 질질 끄는 것 같은 걸음걸이는 뇌에 아무런 자극도 주지 못한다. 발 끝에 체중을 싣는 걸음걸이가 좋다. 그렇게 하지 않으면 뇌에 자극 정보가 전달되지 않기 때문이다. 그런 걸음걸이로 빠르게 걷도록 한다.

또 뇌를 위해 특별히 권하고 싶은 것이 맨발 생활이다. 청죽(青竹) 밟기는 경혈 자극의 효과가 있는 것으로 유명하다. 즉 발바닥에는 뇌를 비롯한 각 기관에 자극을 주는 경혈이 모여 있기 때문에 맨발로 생활하게 되면 일부러 대나무를 밟지 않아도 항상 뇌와 내장을 활성화시킬 수 있다.

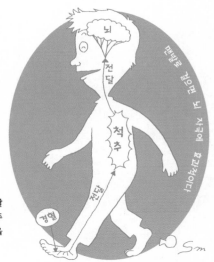

발 끝에 체중을 실어 걸으면 뇌에 자극 정보가 전달된다. 발바닥에는 뇌를 비롯한 각 기관에 자극을 주는 경혈이 모여 있어, 맨발로 생활하면 뇌와 내장을 활성화시킨다. 아, 맨발의 청춘이여~~

또 맨발 생활은 최근에 많아지고 있는 평발을 방지하는 데에도 효과가 있다. 평발인 사람은 본래 아치형이어야 하는 발바닥의 가운데 부분이 극단적으로 얕아, 발이나 무릎 아래가 금방 피로해지기 쉽다. 오랜 시간 걸으면 통증이 수반되기도 한다.

집 안에서는 되도록 맨발로 생활하는 것이 슬리퍼나 양말을 신고 있을 때보다 훨씬 많이 발바닥에 자극을 주게 된다. 발에 대한 자극을 충분히 주지 않으면 뇌의 말단신경 자극 부족으로 필요한 때에 뇌가 기능을 다하지 못한다.

# '차내며 걷기'는 뇌와 건강에 가장 적합한 운동

힌트 54

앞에서, 걷는 것이 뇌의 활성화를 촉진시킨다고 했다. 하지만 같은 발바닥이라 하더라도 뇌로 전달되는 신경이 가장 밀집되어 있는 발가락 뿌리 부분을 자극하면 그 효과는 더욱 커진다. 이때 필요로 하는 것이 이른바 '차내며 걷기'이다.

스키를 타본 경험이 있는 사람이라면 알 수 있겠지만 스키를 탈 때는 우선 스키판을 미끄러지게 하기 위해 발가락 끝에 강하게 힘을 주며 차낸다.

걸을 때에도 바로 그런 요령으로 하면 된다. 엄지발가락에 힘을 주며 차내듯이 걷는다. 그렇게 하면 억지로 빨리 걸으려 하지 않아도 저절로 걷는 속도가 빨라진다. 차내듯 걸으면 뇌에 대한 신경 자극도 직접적인 것이 된다. 다시 말해서 자연스럽게 걷는 것보다 강한 자극을 주게 된다.

일본의 씨름선수들(스모 선수를 일컫는다)은 씨름판 밖에서도 맨발로 다니는데, 신발을 발 끝에 걸치고 다닌다. 보통 사람들은 좀처럼 하기 힘들다. 이렇게 하려면 엄지발가락 앞쪽 끝에 힘을 주어야 하기 때문에 씨름판 밖에서도 씨름 연습을 하는 것과 같은 이치가 된다. 씨름판에서 상대방을 밀어붙일 때 씨름 선수는 발 끝에 온 체중을 싣게 되는데, 방어하는 쪽 선수 역시 발가락 끝으로 견뎌내야 한다. 뇌에 커다란 자극을 주는 모양이 된다.

생물 중 오직 사람의 발만이 엄지발가락과 다른 네 발가락이 한쪽에 있다. 그 엄지발가락과 다른 발가락 끝에 온 체중을 실어 자극할 때 뇌는 크게 활성화되어 장수하게 된다. 원숭이에서 사람으로 진화하여 인간의 뇌가 커지게 된 요인 중 하나는 발가락 끝에 체중을 실어 산과 들을 뛰어다녔기 때문이다.

또 한 가지 예를 들면 장수자가 많은 지역에는 언덕이 많다. 남쪽으로 향한 언덕을 아침저녁으로 오르내리는 생활을 한 사람들은 130세까지 살 수 있다고 한다. 이러한 사실은 세계 각지의 장수촌에서 확인해볼 수 있다. 언덕을 오르는 일이 얼마나 중요한 일인지 알 수 있다. 말할 것도 없이 언덕을 오르내리는 일은 곧 발 끝에 체중을 싣고 걷는 방법이 된다. 의사들이 많은 사람에게 빠른 걸음으로 걷기를 권장하고 있는 것도, 그렇게 함으로써 엄지발가락 주변으로 자연스럽게 체중이 가게 되면 그것이 곧 뇌신경에 대한 자극으로 이어진다는 사실을 알고 있기 때문이다.

어쨌든 발에 체중을 실어 걸음으로써 발바닥을 통해 뇌에 강한 자극을 줄 수 있다.

# 자세가 나쁘면
# 뇌의 활동까지 나빠진다

힌트 55

사람의 뇌가 커진 것은 두 발로 걷게 되면서부터이다. 뇌를 지탱하고 있는 것은 등뼈이며, 그 등뼈가 굽어 있으면 무거운 뇌를 제대로 지탱할 수 없게 된다. 따라서 뇌는 언제나 불안정한 상태가 된다.

등뼈가 굽어 있는 상태라면 나아가서는 건강도 나빠진다. 자세가 나쁜 사람들이 늘 두통을 호소하거나 어깨가 아프다고 하는 것도 그 때문이다. 이렇게, 등이 구부정한 나쁜 자세는 단지 보기에 안 좋다든가 뇌를 잘 지탱할 수 없다는 문제만 있는 것은 아니다. 사실은 뇌의 활동에도 좋지 않다.

등에는 등뼈가 있고 등뼈에는 척수(脊髓)가 있다. 이 척수는 뇌의 말단에 해당되며, 그 속을 신경세포와 신경섬유, 그리고 뇌 척수액이 지난다. 참고로, 이 뇌 척수액은 태아에게 있어서 양수(羊水) 같은 것이라고 생각하면 된다. 어머니 뱃속에서 태아는 양수에 떠 있다. 양수는 태아를 지키는 쿠션 역할을 한다. 또 이 양수 조사를 통해 태아의 건강 상태도 알 수 있다. 마찬가지로 뇌 척수액에 의해 뇌는 보

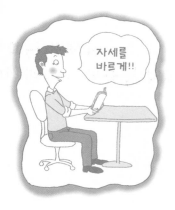

자세를
바르게!!

뇌의 젊음을 유지하기 위해서는 바른 자세가
필요하다. 등뼈에는 척수가 있는데 이 척수 속에
뇌 척수액이 지난다. 등이 굽으면 뇌 척수액의
순환이 나빠져 뇌는 급격히 늙어간다.

호되고 있으며 이것으로 뇌의 상태도 알 수 있다. 또 척수는 뇌와 함께 중추신경계를 구성하며, 뇌와 말초신경 사이에서 운동과 지각 정보를 전달함과 동시에 반사 기능까지 관장하고 있다. 따라서 등을 곧게 펴고 있지 않으면, 뇌 척수액의 순환이 나빠지고 지령 계통이 혼란을 일으키며 뇌에 대한 자극도 잘 전달되지 않는다. 그 결과 뇌의 젊음도 상실되고 만다.

여기서 우리가 알아야 하는 사실은, 잘 씹어먹는 식사를 통해 등뼈가 곧게 된다는 점이다. 우리 인간은 직립하게 되면서 훌륭한 씹는 능력을 가지게 되었다. 그러나 사실 잘 씹기 위해서는 좋은 자세가 필요하다. 사람은 자연스럽게 등을 곧게 펴고 음식을 씹어 먹는다. 더욱이 씹는 작업은 등뼈를 곧게 해줄 뿐만 아니라 그렇게 함으로써 어깨의 통증이나 요통(腰痛)을 없애는 효과도 가져다 준다.

어깨가 뻐근한 증상이 심한 사람은 음식을 잘 씹어서 삼키지 않는 사람에게 많으며, 또 치아가 나쁜 경향도 있다. 그리고 치아가 나빠지면 더 씹지 않게 되는 악순환을 가져온다. 충치를 빨리 치료해야 하는 이유도 그 때문이다.

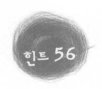

# 양손을 적극적으로 사용하면 젊은이의 뇌도 단련된다

**힌트 56**

뇌를 위해서는 운동이나 걷기도 중요하지만 또 한 가지 잊어서는 안 되는 대상이 있다. 그것은 바로 손이다. 손을 움직이는 것도 뇌 활성화에 중요하다.

손에는 많은 말초신경이 모여 있을 뿐 아니라 운동신경도 있다. 손가락 하나하나, 손목, 팔 등에 관절도 많으며, 그러한 모든 것이 뇌의 체성감각야(體性感覺野)와 결부되어 있다. 어쨌든 뇌에 대한 자극의 4분의 1은 손이 담당하고 있다.

이 감각에 대한 자극은 어디에서 오는가 하면, 사실 절반 정도는 안면(얼굴)에서 온다. 나머지 절반은 몸과 발에서 오며 그밖에는 손에서 온다. 말하자면 뇌에 대한 자극은 손이 4분의 1을 담당하고 있는 것이다. 항상 뇌에 대한 자극을 강화해두려면 평소에 의식적으로 손을 움직이는 것이 바람직하다. 다시 말하면 되도록 의식적으로 손을 움직이면서 일을 하는 것이다.

뇌의 운동연합야(運動聯合野)는 손의 피부감각야(皮膚感覺野)의 감

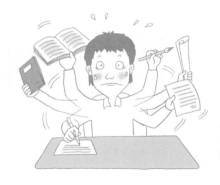

편지나 일기를 쓰는 것도 좋은 손 운동이다. 양손을 적극적으로 사용하면 유연한 머리를 가질 수 있다.

각 분석이나 프로그램 만드는 일을 하는데, 이때 소뇌(小腦)가 몸 움직임의 시계 역할을 한다. 그러나 뇌의 회로를 충분히 활용하기 위해서라도 되도록 손을 사용하는 것이 바람직하다. 평소에 손은 도구를 만들며 온도를 느끼고 스킨십도 하며 여러 가지 정보를 느끼는 작용을 한다. 손은 뇌의 역할을 충분히 하고 있는 것이다.

그러나 오랫동안 습관화된 손 움직임만으로는 뇌에 새로운 자극을 줄 수 없다. 가능하면 평소에는 사용하지 않는 방법으로 손을 쓰는 것이 좋다. 예를 들어 피아노나 바이올린 등을 취미로 하는 것도 감각과 의지를 움직이며 동시에 세밀한 손놀림을 필요로 하기 때문에 참으로 효과적이다. 악기 연주는 양쪽 손을 움직이게 해준다.

흔히 노인성 치매방지를 위해 악기를 연주하거나 컴퓨터를 배우게 하는 등, 손이나 손가락을 움직여 할 수 있는 일을 권장하고 있다. 이 역시 양손을 적극적으로 사용함으로써 뇌를 활성화시키는 데에 목적이 있다. 물론 이것은 노인뿐 아니라 젊은이의 뇌를 단련하는 경우에도 통용된다. 또 평소에 별로 글씨를 쓰지 않는 사람은 일기나 편지를 쓰는 것도 좋은 손운동이 된다. 손을 많이 사용하면 나이가 들어도 유연한 머리를 유지할 수 있다.

# 땀 흘리고, 수치 당하며, 글쓰는 행위는 뇌의 힘을 향상시킨다

힌트 57

이 책의 앞부분에서 뇌력 향상을 위해서는 피부감각에 대한 자극이 필요하다고 했다. 그러나 피부감각에 대한 자극만이 전부는 아니다. 예컨대 매일 아침 맨손 체조를 하는 것도 무방하다.

아침 일찍 일어나 자연과 함께하며 상쾌한 새소리를 듣는다든가 새벽의 신선한 공기를 마시면 몸과 마음에 큰 활력이 생기게 된다. 그것은 뇌를 충분히 자극하는 것이 되기도 한다.

필자는 기회가 있을 때마다 세 가지 운동을 권장한다. 그 세 가지란 땀을 흘리고, 수치를 당하고, 글을 쓰는 작업이다. 땀을 흘린다는 것은 글자 그대로, 적어도 하루에 한 번은 땀을 흘리라는 것이다. 조깅 같은 경우가 이에 해당된다. 그러나 땀이 날 정도로 하지 않으면 의미가 없다. 땀이 나면서 심폐(心肺)에 부담이 가기 시작하면 머리 쪽으로 전달되는 산소도 두드러지게 증가한다. 요즘은 변화 없이 단순한 조깅에 싫증을 느낀 사람들이 산악용 자전거를 많이 이용한다고 한다. 그들은 쇼핑을 할 때에도 수영을 갈 때에도, 그리고 가까운

숲을 산책할 때에도 그 자전거를 이용한다.

수치를 당한다는 것은 '이 나이에 무슨…….' 하는 정신 자세에서 과감히 탈피하여 두려움 없이 적극적으로 하고자 하는 것을 밀어붙이라는 이야기이다. 적극적인 생활 자세는 뇌력 향상을 위한 첫째 조건이다. 끝으로 글을 쓴다는 것도 중요하다. 요즘 젊은 사람들은 특히 글을 잘 쓰지 않는다. 복사, 워드프로세서, 퍼스널 컴퓨터 등 너무나 편리한 조건들이 갖춰진 세상 탓이다. 뿐만 아니라 독서하는 인구도 감소되고 있다.

땀을 흘리고, 수치를 당하고, 글을 쓴다는 이 세 가지는 뇌에 산소를 보내 뇌의 시냅스를 증가시켜 활력을 줌으로써 머리의 노화를 방지하는 최고의 지름길이라고 믿고 있다. 이 땀을 흘리는 일 중에는 조깅은 물론 음식을 잘 씹는 일, 손을 많이 쓰는 일, 발 끝에 체중을 싣는 일도 포함시켜야 할 것이다. 그것은 모두 원숭이에서 사람으로 진화하는 과정에서 획득한 중요한 일들이다. 땀 흘리고, 수치 당하고, 글 쓰는 것을 게을리하지 않는다면 머리는 결코 쇠퇴하지 않을 것이다.

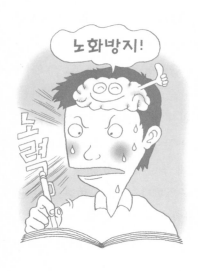

뇌의 노화를 방지하는 최고의 지름길은 땀을 많이 흘리고, 수치 당하는 것을 두려워하지 않으며, 습관적으로 글을 쓰는 것이다.

힌트 58

# 과감한 도전 자세가
# 뇌 운동을 활성화시킨다

취미 생활이 오랫동안 계속되면 뇌에는 그로 인해 만들어진 뉴런, 즉 뇌신경의 네트워크가 확립된다. 그러나 그것을 갑자기 중단하면 새롭게 생긴 뉴런은 퇴화하고 만다.

오랫동안 근무하던 회사를 정년 퇴직한 후 새로운 일을 시작하는 사람은 매우 적다. 따라서 그런 사람은 어쩐지 힘이 없고 위축돼 있어 일찍 노화의 징조를 보인다. 이런 때야말로, 새로운 것을 시작함으로써 뉴런의 연결을 구축하기 위한 다시없는 기회를 만들어야 하는 것이다.

아침에 하는 조깅이든, 일요 목수가 되든, 꽃을 가꾸는 취미를 갖든, 또는 노래방에 다니든 상관없다. 어쩌면 계절마다 잠깐 여행하는 것도 좋을 것이다. 필자는 정년 퇴임 후 바이올린을 시작했고, 얼마 뒤에는 도예, 그리고 국수 만들기에도 도전했다. 지금은 수채화에 열중하고 있다. 한 번 뇌 안에 만들어진 뉴런 회로를 몽땅 폐지하는 것은 매우 아까운 일이다. 새로운 무엇인가를 찾아내어 뇌를 더욱 활성화하지 않으면 큰 손실을 보기 때문이다.

또 이런 경험은 없을까. 거리에서 서점이나 영화관의 간판, 새로운 레스토랑 메뉴 등을 보고 문득 책을 살까, 영화를 볼까, 저 요리를 먹을까 하고 생각하다가, 아니다 내용이 재미없을지도 모른다, 음식이 맛이 없을지도 모른다, 가격도 비싸다, 낭비다, 그만두자 하던 일 말이다. 어쩌면 친구로부터 새로운 취미 생활을 위해 동행할 것을 권유받았지만, 어차피 싫증이 날 텐데, 도구를 갖추려면 돈이 든다, 낭비다, 그만두자, 하고 결단을 중지한 적도 있을 것이다.

일상 태도 속에서 조금이라도 이런 징후가 나타나면 머리를 사용하는 방법에 있어서 경계해야 할 위험한 단계이다. 그러한 행동은 두뇌 활성화를 위한 또 하나의 영양분인 정보의 자극을 스스로 단절시키는 결과가 된다.

이미 설명했듯이, 뇌는 에너지원이 되는 여러 가지 영양분과 생리적 · 정신적 자극을 받아 활성화된다. 그것을 계속적으로 많이 흡수하면 뇌의 뉴런도 그에 따라 활성화된다. 따라서 어떤 행동을 하려할 때 이런저런 이유를 달아 주저하는 것은 뇌가 활성화되는 것을 차단하는 길이 된다. 과감하게 새로운 것에 도전하는 자세만이 뇌에 새로운 정보를 가져다 준다.

# 긍정적 사고가
# 뇌 활성을 배가시킨다

미국 펜실베니아 대학의 M.세리그맨 박사와 뉴저지 의과대학의 아더 프리맨 박사 등이 주장한 'ABC 방식' 이라는 사고법(思考法)에 대한 분석이 있다.

A는 곤란한 상황(adversity), B는 마음먹기(belief), C는 결과(consequence)를 말한다. 모든 사람에게 같은 조건으로 A가 일어난다 해도 C가 같아질 수는 없다. 왜냐하면 각자의 성격에 따라 B가 다르기 때문이다. 예컨대 B에서 부정적인 감정의 마음먹기가 작용하면 A의 상황을 비관적으로 파악해 C의 결과도 비참한 것이 되기 쉽다. 반대로 B에 긍정적 감정이 작용하면 A를 낙관적으로 파악해 C가 의외로 좋은 결과를 낳을 수 있다.

구체적인 예를 들어보자. 일본의 이데미츠 흥산 회장이던 이데미츠는 어렸을 때부터 몸이 약해 성인이 될 때까지 견디지 못할 것이라는 의사의 선고를 받았다. 그래도 그는 주위 사람들의 사랑을 받으며 성장해 훌륭한 사회인이 되었다. 하지만 육체적으로 상당히 괴

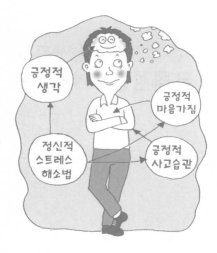

부정적인 요인을 긍정적으로 바꾸어 생각하는 법을 습관화하면 뇌의 힘을 키우는 데 도움이 된다. 밝은 미래는 마음먹기에 달려 있다.

로운 나날이었다고 한다. 대개 사람들은 그런 어려운 상황에 놓이게 되면, 몸이 아프다(=A), 본래부터 약하니까 할 수 없다(=B), 역시 오늘도 조심하는 의미에서 쉬는 것이 좋겠다(=C)라고 생각하기 쉽다. 그러나 그는 그렇게 생각하지 않았다고 한다.

몸이 괴롭다(=A), 하지만 그것은 내가 다른 사람보다 게으르기 때문에 그렇게 느끼는 것이다(=B), 그러니까 열심히 일하자(=C).

그 발상이 훌륭하게 성공으로 이어졌음은 말할 나위도 없다. 어려운 상황의 A는 이미 얼마간의 부정적인 상태이며, 그대로 두면 자신에게도 계속 부정적인 영향을 미친다. 그것은 말하자면, 스스로 자진하여 스트레스를 짊어지고 있는 것과 같은 것이다. 그러나 이데미츠처럼 긍정적 감정으로 바꾸어놓을 수가 있다면, C의 행동이나 결과도 크게 달라질 뿐 아니라 정신적 스트레스의 축적도 방지할 수 있다. 부정적인 요인을 긍정적으로 바꾸어 생각하는 정신적 스트레스 해소법을 습관화하면 뇌력 향상에 큰 효과를 거둘 수 있다.

# 긍정적인 말을 할 때
# 뇌는 한층 젊어진다

힌트 60

어느 세미나에서 과거와 결별하는 방법 및 미래의 창조에 대해 다음과 같이 강의하는 것을 들은 적이 있다.

과거는 말 속에 존재하며, 그것은 '유(有)'이면서 '무(無)'입니다. 또 미래는 입으로 말하여 선언함으로써 비로소 보이게 됩니다. '유'이면서 '무'이다, 라는 것은 불교의 「반야심경」에서 말하는 색즉시공(色卽是空)을 의미합니다. 과거는 분명히 존재했지만 존재했다는 인식 자체가 이미 과거입니다. 예컨대 5분 전에 세계가 존재하고 있었다는 것을 과학으로는 입증하지 못합니다. 즉 말로써 나타난 그 속에만 과거가 존재하는 것입니다. 그리고 거꾸로 말하면, 만들어내고 싶은 미래를 말로 옮기면 그것이 현실로 다가온다는 의미이기도 합니다. 과연 말은 두려운 존재인 것입니다.

그런데 독자 여러분께서는 평소에 어떤 말을 자주 하고 있는가.

필자는 학생들과 술 마시러 가는 경우가 많다. 술집에 가보면 항상 '늘 마시던 것' 하는 말과 '한잔 더' 하는 말 이외에는 나갈 때까지 아무 말도 하지 않는 사람이 있다. 그는 가끔씩 한숨을 내쉬며 침묵 속에 혼자 술을 마신다. 그야말로 스트레스가 무척 많이 쌓인 것 같아 보이는 사람이다. 그 사람을 바라보고 있으면 '별일 없을까' 하는 공연한 걱정을 하게 된다.

말하지 않으면 뇌는 확실하게 둔화된다. 말한다는 것은 다른 사람과의 커뮤니케이션을 의미하는 것으로, 뇌를 상쾌하게 만들고 활성화하는 기본이 된다. 말을 하려면 목적에 따라 단어를 검색해야 한다. 그리고 그 단어를 구성해야 한다. 다음에는 그것을 말로써 발성할 필요가 있다. 이 과정에서 언어뇌(言語腦)의 활동이 동원되어 뇌를 활성화하는 운동이 일어난다.

'늘 마시던 것'이라는 말의 의미를 생각해보자. 그것은 새로운 정보의 차단이 아닌가. 낭비, 쓸데없다, 귀찮다, 번거롭다, 싫증난다는 등의 부정적인 말을 버릇처럼 하게 되면 그것이 그 사람의 뇌에 그대로 반영되고 만다.

거꾸로 말하면 좋아, 가보자, 해보자, 재미있을 것 같다는 등 긍정적인 말을 의식적으로 해야 뇌가 활성화되는 것이다. 부정적인 말을 습관처럼 하지 않도록 주의하고, 적극적인 대화를 나눔으로써 뇌는 싱싱하게 젊어진다.

# 사소한 행위가 뇌에 절대적인
# 효과를 가져다준다

힌트 61

대도시의 통학 시간에 보면 흔히, 지하철이나 전철의 문이 열림과 동시에 뛰어들어와 열심히 자리를 차지하려는 학생을 볼 수 있다. 먼 거리를 가야 한다면 모르겠지만 고작 두세 정거장밖에 가지 않는 것이라면 차라리 서 있는 편이 뇌에 훨씬 좋은 영향을 준다. 차 안에 서 있을 때와 앉아 있을 때 뇌에 주는 영향은 상당히 다르다.

우선 서기 위해서는 발로 바닥을 힘 있게 밟아야 하며, 흔들리는 차 안에서 균형을 유지해야 한다. 따라서 전신 근육이 계속 자극을 받는다. 게다가 서 있기 때문에 자연히 시선은 창밖을 향하게 된다. 그렇게 되면 시각적인 자극도 받을 수 있다. 이러한 자극은 모두 뇌로 전해진다. 반대로 차 안에서 자리에 앉자마자 아무것도 하지 않고 멍하게 있으면 뇌는 휴면 상태에 들어가게 된다.

하루가 시작되는 시간, 이제 학교에 가서 공부를 시작하려는 때에 자리잡고 앉아 눈을 감고 있는 젊은 사람을 보면, 그가 학교나 직장에서 어떻게 생활할 것인지 짐작이 간다. 아마 평소에 뇌의 활성 능력이 떨어지기 때문에 학교 수업이나 업무에 집중하지 못할 것이다. 간단한 시험을 보는 등 정신을 바짝 차려야 할 때에도 집중력이 발휘되지 못해 머리가 잘 돌지 못할 것이다.

대체로 의자에 앉으면 아무래도 등이 굽게 돼 맥빠진 자세가 된다. 이것이 뇌에는 좋지 않다. 뇌에 대한 자극이 차단되는 것이다. 등줄기는 뇌의 꼬리이다. 등줄기에는 신경세포와 신경섬유가 지나고 있는데 그것은 뇌와 직결되어 있다.

편한 자세로 등을 구부리고 앉아 멍하게 있는 것은 뇌를 잠들게 하는 것이나 같다. 그런 상태에서 깨어나려면 어느 정도의 시간이 필요하다. 결국 학교에서 공부를 시작할 때 그 학생의 뇌는 아직 잠자고 있는 셈이 된다.

또 뇌기능이 저하되면 집중력이 없어지고 산만해지며 휴식을 취해도 머리가 산뜻해지지 않는다. 이런 상태에서는 일이든 공부든 제대로 되지 않으며, 설사 어렵게 해본다 하더라도 오히려 역효과만 나게 된다.

이것은 뇌가 신선한 자극을 원하고 있다는 표시이다. 어떤 자극을 주어야 한다. 이럴 때 책상 앞에서 간단히 할 수 있는 방법은, 중얼중얼 혼잣말을 하는 것이다. 또 기분을 전환할 수 있는 간단한 방법은 다리 흔들기이다. 가볍게 근육을 움직임으로써 혈액 순환이 좋아지고, 그렇게 되면 뇌로 전달되는 피의 흐름도 좋아진다. 또 그러한 움직임은 전두엽을 자극하게 되므로 그것만으로도 상상력이나 사고력이 회복된다.

주위로부터 좀 불안해 보인다는 시선을 받을는지 모르지만, 뇌의 활성화에는 그런 아무것도 아닌 일이 절대적인 효과를 발휘할 때가 있다. 그러한 사소한 일이라도 뇌는 민감하게 감지한다. 한번 실험해보면 제법 기분이 향상되는 것을 알 수 있을 것이다.

집중력을 더욱 증가시키려 한다면, 자신이 어떤 목적이나 업무에 관여하고 있는 이상 무슨 일이 있어도 그것을 완성해야 한다는 의지가 필요하다. 어쩔 수 없이 공부를 해야 하니까, 어쩔 수 없이 일을 해야 하니까 하는 생각을 하기보다는, 자신이 무엇보다 먼저 해야 하는 공부나 일이 있다고 굳게, 그리고 보다 긍정적으로 생각해야 하는 것이다.

자신이 그 일을 성취해냄으로써 어떤 미래가 펼쳐질 것인가에 대해 항상 생각한다면, 일이나 업무에 대한 자세나 집중력도 저절로 달라질 것이다.

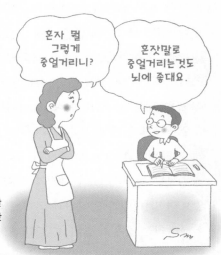

혼자 뭘 그렇게 중얼거리니?

혼잣말로 중얼거리는것도 뇌에 좋대요.

뇌기능이 저하되면 집중력이 없어지고 산만해진다. 이럴 때는 책상 앞에서 중얼중얼 혼잣말을 하는 것도 뇌에 신선한 자극이 된다.

# 얼굴 표정이 풍부한 사람이
# 뇌의 표정도 풍부하다

힌트 62

아무리 나이가 들어도 예술적 호기심을 계속 유지한 대가들은 많이 있다. 그런 사람들은 호기심을 계속 유지함으로써 뇌의 젊음도 유지했던 것이다.

그런 호기심은 타고나는 것이 아니다. 평소에 스스로 단련해두는 것이 바람직하다. 평범한 회사원이라 하더라도 마찬가지이다. 예컨 대 기업이 주최하는 각종 신제품 발표회라든가 뉴모델 전시회는 비 즈니스와 직결된 새로운 정보 마당이다. 그런 전시회에 가보는 방법 이 또한 뇌를 자극하는 방법이 되기도 한다.

오랫동안 함께 살아온 반려자를 잃은 순간부터 기억력이 급격하 게 저하되거나 사람 만나기를 싫어하는 사람이 있다. 특히 여성의 경우에는 남성과 달리 사회적인 교제 범위가 좁기 때문에, 남편을 잃으면 말 상대가 없어짐과 동시에 여러 사람들과의 접촉 기회를 상 실해버리는 경우가 많다. 그렇게 되면 본능적인 집단욕(集團欲)을 해 방하는 회로가 닫혀 뇌활동도 저하된다.

동물과 사람에게는 공통된 3대 본능이 있다. 식욕, 성욕, 그리고 무리 짓는 욕망이다. 비록 먹는 것과 성생활이 충족된다 하더라도 다른 사람과 어울리는 일 없이 그 교류가 폐쇄된다면, 살아가는 데 필요한 본능이 충분히 채워지지 않기 때문에 뇌에 큰 공백이 생기게 된다. 그것이 뇌의 둔화로 이어진다.

고독하고 고상한 천재형 예술가나 학자도 사실은 그 예술이나 학문을 통해 다른 사람과의 교류를 도모하고 있는 것이다. 특별한 형태의 커뮤니케이션이라 해석해야 할 것이다. 그렇기 때문에 고고함을 유지할 수 있는 것이다. 그들이 세상으로부터 완전히 무시되고 있는 것은 아니라는 의미이다.

사람은 많은 곳에서 여러 가지 커뮤니케이션을 취할 수 있다. 그 커뮤니케이션은 많으면 많을수록 좋다. 특히 보디랭귀지에 의한 커뮤니케이션은 뇌를 싱싱하게 활성화해주며 표정도 풍부하게 만들어준다.

뇌는 많은 것에 호기심을 가짐과 동시에, 다른 사람이나 집단 속에서 이야기할 때 보다 활발하게 움직인다.

불평이든 칭찬이든, 대화를 나눌 수 있는 가족이나 친구가 있는가 없는가 하는 사실이 뇌활성화에 중요한 역할을 한다.

또 커뮤니케이션은 오직 말을 사용해서 하는 것만은 아니다. 보디랭귀지라는 말이 있듯이 몸 전체를 사용할 수도 있다. 특히 표정이 중요하다. 대뇌신피질이 만들어내는 희로애락의 마음은 미묘한 표정이 되어 얼굴에 나타난다. 따라서 상대방의 마음을 잘 읽을 수 있으려면 상대방의 얼굴을 바라보며 그 표정 변화를 통해 진의를 알아내야 한다.

심신이 건전함에도 불구하고 얼굴 표정은 항상 굳어 있는 사람이 가끔 있다. 그런 사람은 어렸을 때 생활 환경이 나빠 뇌가 건전하게 발달하지 않았거나 또는 현재의 생활이 좋지 않거나, 둘 중의 하나이다.

　표정근(表情筋)은 몸의 다른 부위에 비해 매우 교묘하게 이루어져 있다. 또 뇌가 발달하면 할수록 섬세하고 복잡한 표정을 만들어낼 수 있다. 하지만 대뇌신피질과 근육의 연결 부분이 잘 완성되어 있지 않으면 어른이 된 뒤에도 생활에 긴장이 없어 멍한 상태로 지내게 된다. 또 다른 사람과의 커뮤니케이션 없이 컴퓨터만 상대로 일하게 되면 역시 표정이 굳어버리게 된다. 이것은 뇌가 활성화되지 않기 때문이다. 얼굴 표정이 풍부한 사람은 뇌의 표정도 풍부하다. 이것은 우리 주위를 둘러보면 쉽게 알 수 있을 것이다.

　호기심도 없고 다른 사람과 대화할 시간도 없는 사람의 뇌는 분명하게 둔화된다.

# 뇌의 젊음을 유지하려면
# 반복적인 패턴을 경계하라

힌트 63

중국의 고전 「귀전록(歸田錄)」에서 보면 사람이 머리를 활성화하는 장소로 마상(馬上), 측상(厠上), 침상(枕上)의 3상을 들고 있다. 마상은 현대인의 생활에 견준다면 전철이나 자동차, 비행기 등 탈것을 말한다. 측상은 말 그대로 화장실 안에 있는 시간을 말하며, 침상은 베개 위에 머리를 얹고 잠을 청하는 때를 말한다.

과연 그 3상은 뇌의 활성화 이론에 딱 들어맞는다. 우선 마상을 보자. 필자는 급행열차를 타면 되도록 식당차에 앉는다. 그곳이라면 창밖 풍경이 잘 보이고 일상 생활과는 또다른 상념에 잠길 수 있기 때문이다. 비행기라면 창가에 앉아서 바깥의 떠다니는 흰구름을 보면서 머리를 식힌다.

다음으로 측상의 경우를 보자. 필자가 다닌 대학 화장실에는 세계지도와 달력과 역사적 인물의 가계도(家系圖)가 붙여 있었다. 그곳에 차분히 앉아 있다 보면 어느 사이엔가 30분이나 휴식을 취하고 있었음을 알게 될 때가 있다. 옛부터 화장실은 고독한 사색의 장소로 일컬어지고 있다.

세 번째로 침상에 대해 말해보자면 필자의 경우, 아무 생각도 하지 않고 그대로 잔다. 이렇게 볼 때 차 안이나 화장실 안은 막간의 시간으로서 매우 바람직한 장소이다.

커널라이제이션(canalization, 수로)이라는 단어가 있다. 본래 물이 같은 곳으로만 흐르면 그 길을 벗어나서는 물이 흐르지 못하게 되어 자연히 일정한 수로가 만들어지는 것을 가리키는 말이다. 이 커널라이제이션은 뇌의 활성화에 있어서 가장 큰 적이다. 이런 경우 뇌는 새로운 발상이나 신선한 활동을 모두 빼앗기고 만다.

이런 관점에서 볼 때, 통학 또는 통근길에 날마다 같은 지하철의 같은 차량에 올라 가정과 학교 또는 회사를 왕복하는 것은, 말하자면 뇌의 커널라이제이션에 열성적으로 힘을 쏟고 있는 것과 같다.

가능하면 여유를 가지고 통학이나 통근 시간대를 바꾸어보기도 하고 평소와는 다른 차에 타보기도 한다. 그러면 때론 신선한 발견도 할 수 있고, 뇌에 적절한 정보 자극도 주게 된다. 또 가끔은 낯선 역에서 도중하차하여 거리 모습을 구경하는 것도 바람직하다. 아무튼 될 수 있으면 날마다 같은 패턴의 행동을 반복하지 않는 것이 뇌를 활발히 움직이게 하는 비결이다.

흔히 2, 3년씩 같은 포스터를 벽에 붙여두는 경우가 있다. 이 역시 뇌에 고정된 이미지를 주기 때문에 싫증을 모르는 것이다. 만일 누구든 같은 포스터를 계속 벽에 붙여두고 있다면 지금 바로 그것을 떼내기 바란다. 자신이 좋아하는 포스터이든 경치 사진이든, 여러 해 동안 같은 것을 보고 있으면 뇌는 노화될 수밖에 없다.

기왕에 무엇이든 붙여야 한다면 새로운 것으로 바꾸어 가며 붙이는 것이 좋다. 2, 3년씩이나 같은 포스터를 붙여둔다면 한 가지 이미지만 뇌에 담겨져, 다른 것을 만들어낼 창의성이라곤 전혀 없다고 주위에서 평가받아도 어쩔 도리가 없다.

그대로 포스터를 방치해둘수록 계속 낡아빠진 이미지 주위를 빙빙 돌 뿐이다. 옆에서 보면 저런 캐캐묵은 것을 어떻게 내놓나, 이상하게 생각하겠지만 본인으로서는 "그녀는 나의 영원한 초상! 그 당시 풍경을 잊을 수 없어……." 하고 주장하게 된다.

인상적인 광경이나 얼굴 등이 잘 기억나지 않는다면 그것은 말할 것도 없이 뇌의 노화가 시작되었기 때문이다. 예컨대 선명한 누드 사진을 보았다고 치자. 눈이라는 렌즈가 그것을 망막에 새기면 망막에 있는 세포가 눈에서 들어온 정보를 처리해준다. 이 처리된 정보가 신경세포에 의해 시상(視床)을 매개로 해서 대뇌신피질의 시각야

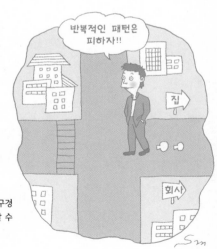

이따금 낯선 역에 내려서 거리 모습을 구경하라. 반복적인 생활 패턴에서 벗어날 수 있는 방법 중 하나가 될 것이다.

(視覺野)로 전달된다. 거기에서 다시 시각 정보는 성중추가 존재하는 대뇌변연계로 보내져 성적 충동을 일으키며 흥분하게 된다. 나아가서는 그 정보를 뇌리에 새겨두는 기억 처리도 이루어진다.

뇌를 훈련하지 않고 뇌에 나쁜 영향을 주는 생활만 하고 있다면 그러한 시각 정보도 기억으로 저장해둘 수가 없게 된다. 같은 포스터를 계속 붙여두어도 싫증이 나지 않고 신경이 쓰이지도 않는다. 그런 뇌로는 업무에 있어서도 같은 실수를 반복하거나, 여러 해 같은 일을 해도 전혀 성장이 없는, 쓸모없는 사람이 되고 만다. 한 번 그런 상태에 빠지면 창의성 같은 것은 전혀 발휘될 수가 없다.

신선하고 창의성 넘치는 젊은 뇌를 만들기 위해서는 한 번 포스터를 붙이면 몇 년을 내버려두는 식이 아닌 다양한 방식으로 뇌에 대한 기억 정착 훈련을 할 필요가 있다.

세수와 하품은
뇌를 시원하게 한다

힌트 64

시험 공부를 하다가 졸음이 오면 냉수로 세수를 했던 기억이 누구에게나 한두 번씩은 있을 것이다. 그러면 머릿속까지 맑아지는 느낌이 든다. 화장을 하는 여성들은 세안하기 쉽지 않으므로 냉수 양치를 한다고도 한다. 사실 이런 행동들은 모두 대뇌생리학의 이치에 맞는 일이다.

왜 세수나 양치를 하면 머리가 산뜻해지는가. 그 이유는 아주 단순하다. 즉 얼굴이나 입(목)이 뇌와 가깝기 때문이다. 찬물을 느끼면 그 주위의 혈관이 일시적으로 크게 수축된다. 그러나 곧 다시 확장되기 시작해 결과적으로는 혈액의 흐름이 양호해진다. 그것이 곧바로 자극이 되어 뇌가 활발하게 움직이기 시작한다.

동물의 몸 세포는 모두 산소를 필요로 하고 있으며 사람의 뇌는 특히 필요로 하는 양이 많다. 산소는 피 속의 헤모글로빈에 의해 운반된다. 다시 말해 혈액의 흐름(혈행)을 활발하게 하는 것은 뇌활성화의 기본이라 할 수 있다.

그렇다면 하품은 왜 하는 것인가. 캐나다 맥길 대학의 하인츠 레이먼 교수는 하품이 나오는 것은 잠이 오려는 생리작용을 이기기 위해 힘을 쓰기 때문이라고 한다. 실제로 하품에 대해서는 아직 모르는 부분이 많다. 왜 하품이 나오게 되는 것인지 확실하게 밝혀진 바는 없다. 그러나 레이먼 교수는 이렇게 말하기도 한다.

"하품은 하늘이 준 각성제이며 두뇌를 명석케 하는 역할을 한다."

이것은 먹을 것을 씹는 근육인 교근(咬筋)의 메커니즘을 생각하면 대략적으로 납득할 수 있다. 교근은 매우 강한 힘을 가지고 있다. 얇게 구운 과자 하나를 씹는 데 약 70킬로나 되는 중력이 턱에 작용한다고 할 수 있다.

인간은 음식을 씹을 때, 안면에 있는 25개 이상의 근육을 사용한다. 씹는 작용으로 뇌가 활성화되는 것도 그 때문이다. 또 여기에는 청개구리 같은 특성이 있어, 입을 크게 벌리려 하면 반대로 닫으려 하는 작용이 일어나기도 한다. 이 작용이 뇌에 대한 자극과 혈행을 촉구하여 각성 작용을 일으킨다.

흔히 운전 중 졸음을 예방할 때에는 껌을 씹는 것도 좋은 방법이다. 그 이치 역시 앞에서 설명한 바와 같다.

더욱이 평소에 우리는 하품을 할 때만큼 입을 크게 벌리는 일은 없다. 따라서 하품할 때 교근의 힘이 뇌에 대한 자극으로 전달되면 보다 강한 각성 작용을 하게 되는 것이다.

# 고정관념은 사람을
# 게으름뱅이로 만든다

힌트 65

사람은 자신이 느끼지도 못하는 고정관념에 사로잡히는 경우가 있다. 나는 이런 일을 잘 못한다든가 나에게는 저런 일이 맞는다든가, 또는 이런 것이 내 스타일이라는 등의 생각을 가지고 있다.

그렇게 단정지어 생각하면 자신의 행동 범위를 한정지음으로써 소극적인 뇌로 변하게 한다. 그러면 결과적으로 그 사람은 자신이 할 수 있는 일만 하려는 게으름뱅이가 된다.

직장인의 경우에서 본다면 퍼스널 컴퓨터나 워드프로세서 등의 OA기기를 예로 들 수 있을 것이다.

"퍼스컴은 잘 안 돼." 하며 컴퓨터를 만져보려고도 하지 않는다. 뿐만 아니라 '이런 일은 여성이 잘하니까 맡겨두면 된다' 는 생각에 자신의 무능함에 대해서는 신경도 쓰지 않은 채 편안한 자세로 지낸다. 하지만 속마음엔 '다른 사람은 저렇게 쉽게 하는데 괜히 내가 해서 시간만 잡아먹는다면 너무 창피해' 라는 수치심이 강하게 도사리고 있다고 할 수 있다.

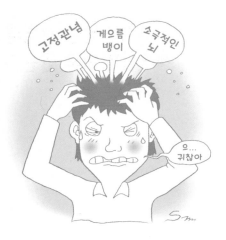

고정관념은 행동 범위를 한정시켜 뇌를
소극적이게 한다. 결과적으로 이런 뇌를
가진 사람은 자기가 할 수 있는 일만
하려는 게으름뱅이가 되고 만다.

　실패하거나 수치심이 두려워 아무것도 하지 못하면 무의식 중에
스스로의 행동을 한정짓고 만다. 그러면 뇌까지도 고정되어 시시한
발상밖에 하지 못하는 머리가 돼버린다.

　아무리 작은 일이라도 일단 도전하면 그것 자체가 뇌의 훈련이 된
다. 뇌를 기쁘게 만들고 감동시킬 수 있는 기회는 우리의 일상생활
속에 얼마든지 있다.

　필자는 뇌를 기쁘게 하고 감동시키기 위해 해마다 한 가지씩 새로
운 취미를 갖고 있다. 지금까지 플라멩코나 바이올린을 배우는 등
다양하게 도전을 해왔다. 금년에는 여러 가지 취미 중 한 가지를 더
욱 확실하게 하는 데에 도전했다.

　수영할 때 하루에 1,000미터 헤엄치던 것을 2,000미터로 늘린 것
이다. 이런 도전은 필자로서도 처음이었다. 처음에는 '좀 힘들지 않
을까?' 하고 생각했지만 한 번 해보니까 같은 수영장에서 수영을 해

도 매우 신선한 기분이 들었다. 거리를 두 배로 했다 하여 수영 시간이 배가 되는 게 다소 불만스러워 수영의 유형을 연구하다 보니 속도도 두 배가 되었다. '좀 무리가 아닐까?' 하는 생각 아래 도전하는 모습이 뇌에는 아주 이상적인 자극이 되는 것이다.

'나는 여기까지가 한계이다' 라는 생각으로 젊을 때부터 자신의 한계를 지어버리면 정작 필요할 때 풍부한 발상 같은 것은 나오지 않는 뇌로 변질된다.

# 텔레비전이나 휴대 전화는
# 뇌의 사고력을 원(one)패턴화한다

힌트 66

요즘 젊은이들처럼 이미 알려진 정보만으로 만족하고, 그 속에 빠져 헤어나지 못하는 생활을 하고 있다면 뇌, 특히 전두엽이 전혀 단련되지 못한다. 평소에 자신이 직접 움직여 정보 수집하는 것을 습관화해서 전두엽을 단련해두지 않으면 어려운 문제에 부닥쳤을 때 그것을 해결할 수 있는 뇌력도 터득되지 않는다. 원(one)패턴화한 정보 수집으로는 복잡한 문제에 직면했을 때 어찌해야 할 바를 모르고 갈팡질팡하게 될 뿐이다.

흔히 집에 들어서기가 무섭게 텔레비전을 켜는 사람이 있다. 이 역시 뇌가 원패턴화된 증거이다. 텔레비전에는 사람의 생각을 정지 상태로 만드는 실제적인 해독도 있다. 텔레비전을 보고 있으면 시간을 모두 빼앗기기 때문에 다른 일은 전혀 하지 못한다. 그저 멍하니 화면을 바라볼 수밖에 없는 상태가 된다.

문제는 그것뿐만이 아니다. 텔레비전을 볼 때도 연속극이나 다큐멘터리 등 자신이 채널을 선택하는 경우를 제외하고, 다만 텔레비전의 스위치를 켜기만 하면 안심이 된다는 그 원패턴이 문제인 것이다. 뇌는 그 시점에서 생각하기를 정지하게 되며 그것은 습관이 되기 쉽다.

최근 휴대 전화를 가지고 다니는 사람이 매우 많아지고 있다. 식당에서 식사 도중에도 전화를 하고, 차 안에서도 큰 소리로 무례하게 전화하는 것을 보면, 저렇게도 바쁜 사람이 많을까 의문스럽기도 하다.

휴대 전화를 가지고 다니며 항상 쉴새 없이 전화를 하는 사람은 자신이 제법 유능한 비즈니스맨이라고 생각하겠지만 틀림없이 그런 사람은 일을 제대로 하지 못할 것이다. 아마 그들의 뇌는 무엇인가를 차분히 생각하는 데에 적합하지 않을 것이다.

휴대 전화에 익숙해지면 한 가지 생각을 숙성시키는 습관이 없어진다. 쉽게 이야기하면, 문득 생각이 났을 때 손쉽게 전화를 걸게 되므로 의논을 해도 결론이 나오지 않은 상태에서 이내 끊는다. 그리고 조금 생각하고 다시 전화를 거는 식으로 행동한다. 그것이 계속되면 한 가지 일을 차분하게 생각하거나 상대방과의 업무진행을 머릿속에서 시뮬레이션하여 어느 정도의 결론을 이끌어내는 창의성이 상실된다. 그 결과 뇌는 원패턴화하게 되고 전두엽은 전혀 단련되지 못하는 결과에 이르게 된다.

# 감동하지 않으면 뇌는 확실히 노화한다

힌트 67

어린 시절에는 작은 일에도 감동을 잘 한다. 아무리 시대가 바뀌어도 아이들의 신선한 감성은 변하지 않는다.

예컨대 나비가 번데기에서 부화하는 것을 보고 감동받지 않는 아이는 없다. 거기에서 전개되고 있는 생명의 신비함을 숨죽이고 바라본다. 생명의 존엄성을 느낄 수 있는 귀중한 체험이다.

그러나 어른이 되면 싫든 좋든 이것저것 따지게 된다. 웬만한 일이 아니면 당연한 것으로 받아들이기 쉽다. 이미 마음이 둔해져 감동하는 일이 적어진 것이다. 그런 사람의 행동이나 생각은 언제나 매우 시시하다.

요즘에는 어른이든 아이든 몸을 떨며 감동하는 사람이 별로 없는 것 같다. 우선 어른이 감동하지 않으면 아이들도 감동하지 않게 된다. 감각을 느끼면 몸이 움직이는 것, 그것이 감동이다. 감(感)과 동(動), '동'과 '감', 그것이 얽혀 우리 인간의 정신을 이루어간다. 감동하지 않는 사람은 정신이 가난하다.

남자와 여자가 결혼하여 같은 지붕 아래에서 산다. 연인 사이였던 것이 그날부터 부부가 되는 것이다. 신혼 시절에는 무슨 일이든 즐겁다. 둘이서 즐기고 둘이서 감동하며 둘이서 눈물 흘린다. 물론 성생활도 잊지 않는다. 날마다 새로운 사랑을 서로 확인할 것이다. 하지만 그것이 얼마나 계속될까. 이윽고 아이가 태어나면 아내는 아이 키우기, 그리고 남편은 직장일로 바빠지게 된다. 서로 바쁘다는 구실로 대화도 별로 하지 않게 된다. 그런 부부가 적지 않다.

부부란 서로 존경할 수 있어야 한다. 서로 존경함으로써 마음 깊은 곳에서 사랑이 생겨 오래 살아갈 수 있다. 연애는 누구나 할 수 있다. 원숭이도 한다. 그러나 사랑은 사람만 한다. 사랑이란 어느 정도 인내하는 것을 말한다. 영원한 사랑이 환상이라 하더라도 사랑하는 사람끼리 살아가려면 인내도 필요하다.

젊음은 누구에게나 평등하게 주어진다. 그러나 나이가 들어가는 모습은 가지각색이다. 젊음의 참다운 의미는 육체적인 것이 아니라 정신적인 것이다.

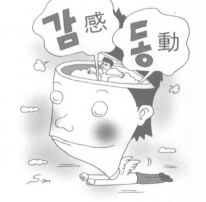

감각을 느끼면 몸을 움직이는 것, 그것이 감동이다. 감(感)과 동(動), '동'과 '감', 그것이 얽혀 우리의 정신을 이루어간다. 감동하지 않는 사람은 정신이 가난한 것이다.

# 뇌의 노화를 방지하는 처방법 4

* 뇌를 활성화하기 위해서는 아침형 인간으로서의 생활을 영위해야 한다. 그 편이 자연의 섭리에 보다 합치되는 생활이며 뇌에도 리드미컬하고 적절한 자극을 줄 수 있다.

* 아침 1시간에는 밤 3시간분의 일을 할 수 있다. 그 시간을 이용하여 지금까지 손대지 않았던 분야의 책을 읽고, 영어책에서 지난날 공부했던 단어를 기억해 불러내, 뇌의 네트워크를 넓히고 활성화를 촉구한다.

* 뇌를 위해서, 공부나 작업 도중 졸음이 오면 즉시 잠자리에 들어야 한다. 일찍 자고 건강을 조절하며 다음 날에 한두 시간 일찍 일어나서 하면 더 효율적이다.

* 발의 근육을 사용하여 걸음으로써 발에서의 자극이 등줄기를 통해 그대로 뇌에 전해져 뇌를 활성화하게 한다. 업무상 걸을 기회가 적은 사람은 에스컬레이터나 엘리베이터가 아닌 계단을 사용하도록 한다.

* 걸을 때에는 발 끝에 체중을 싣는 것이 중요하다. 그렇지 않으면 뇌에 자극 정보가 전해지지 않는다. 빠른 걸음으로 걷도록 한다. 맨발 생활은 뇌나 내장을 활성화시켜준다.

* 자세가 나쁘면 뇌는 불안정한 상태에 노출된다. 등줄기를 곧게 하고 있지 않으면 뇌를 잘 지탱할 수 없을 뿐 아니라 뇌활동에도 바람직하지 못하다.

* 가능하면 평소에 사용하지 않는 손을 쓰도록 하고, 피아노나 바이올린 등을 취미로 하면 감각과 의지에 의해 손을 세밀하게 움직이기 때문에 뇌의 활성

화에 효과적이다.

* 땀을 흘리고, 수치를 당하고, 글을 쓰는 세 가지 운동은 뇌에 산소를 보내며 뇌의 시냅스를 늘려 활력을 줌으로써 머리의 노화를 방지하는 최고의 지름 길이다.

* 말하지 않으면 뇌는 확실하게 둔화된다. 말하는 것은 타인과의 커뮤니케이션을 의미하며 뇌를 상쾌하게 만들고 활성화시켜주는 기본이다.

* 지하철이나 버스 안에서 서 있는 사람과 앉아 있는 사람이 받는 뇌의 영향은 서로 크게 다르다. 서 있는 사람은 발을 사용하여 바닥을 힘주어 밟으며 흔들리는 차 속에서 균형을 유지해야 한다. 따라서 온몸의 근육이 항상 자극을 받게 되며, 이때 시각적인 자극도 뇌에 전해진다.

* 뇌에 신선한 공기를 보내고 창의성을 활성화하면 젊은 뇌가 만들어진다.

* 하품할 때의 교근의 힘은 뇌에 대한 자극이 되며 보다 강한 각성 작용을 초래한다.

* 휴대 전화에 익숙해지면 한 가지 생각을 숙성시키는 습관이 없어지고 그것이 계속되면 뇌는 원패턴화하여 언제까지나 단련이 되지 않는다.

* 시도 때도 없이 휴대 전화를 사용하는 당신, 늦기 전에 뇌를 생각하라. 당신이 습관적으로 휴대 전화기에 귀를 대고 있는 동안 당신의 뇌는 쇠퇴해간다.

* 느끼면 몸이 움직인다. 그것이 감동이다. 감동하지 않으면 정신도 가난해지고 뇌에도 나쁜 영향을 준다.

성을 즐기려는 뇌를 억압하면 뇌의 노화가 빨라진다. 발기불능일 경우,
비아그라를 찾는 것보다 일을 잠시 멈추고 뇌를 쉬게 하는 것이 바람직
하다. 사랑(성)은 주고받는 것, '기브 앤드 테이크' 관계에서 성립된다.

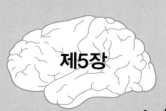

제5장

# 성을 즐기는
# 뇌야말로
# 젊어지는 뇌

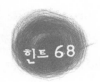

# 성감 향상은 뇌 활성화에 불가결한 요소이다

**귀여운** 사람, 사랑하는 사람을 앞에 두고 있으면 누구나 손을 대보고 싶고 부드럽게 애무해주고 싶어진다. 이러한 현상은 나이에 관계없이 모든 사람에게 공통적으로 나타나는 현상이다. 그리고 그것이 남녀 사이라면 그러한 욕구는 더욱 높아져 눈길을 마주 보고 입을 맞추며 사랑하는 사람을 힘껏 안아주려 할 것이다.

그런 행동을 할 수 있는 것은 우리 인간뿐이다. 그렇다면 어째서 사람만이 그런 행동을 하고 싶어할까. 사람이 아무리 진화되었다고는 하지만 우리 몸에 성(性)만을 전문으로 느끼는 수용기관 같은 것은 없다.

사람이 쾌감이나 불쾌감을 느끼는 것은 오감에 의한 정보를 뇌가 쾌로 느끼는가 아니면 불쾌로 느끼는가에 따른 것이다. 다시 말해 뇌가 어떻게 받아들이는가에 따라 달라질 수 있다. 섹스를 하면 뇌 활동이 활발해지는 것은, 오감을 통해 얻어지는 쾌감으로 대뇌가 활성화하기 때문이다.

누구나 사춘기가 되면 이성에 눈을 뜨고, 연애를 하거나 성행위를 하고 싶은 욕구를 가지게 된다. 뇌는 이때 어떻게 그 욕구를 처리하는 것일까.

뇌에서 욕구가 일어나는 장소는 다음의 세 군데이다. 첫 번째는 뇌간에서 일어나는 욕구이다. 여기에는 몸에 산소를 공급하려는 호흡욕, 그리고 뇌세포를 언제라도 활동할 수 있는 상태로 유지하기 위한 수면욕, 그리고 배설과 휴식 등에 대한 욕구가 포함된다.

두 번째는 대뇌변연계에서 일어나는 욕구이다. 앞에서 설명했듯이, 우리의 생명 활동은 자율신경계에 의해 일단 지장 없이 유지되고는 있지만 그 역할은 매우 소극적이다. 즉 스스로 식사를 하거나 이성을 찾는 등 적극적인 역할까지는 준비되어 있지 않은 것이다. 따라서 우리가 생존하고 번식해가기 위해서는 보다 다부진 마음자세가 필요하다. 그 마음이 바로 본능적인 욕구의 마음이다. 그것이 대뇌변연계에서 일어나는 마음이다.

또 하나는 대뇌신피질계에서 일어나는 욕구이다. 이는 본능적인 욕구보다 수준이 높은 욕구이다. 명예욕 · 금전욕 · 우월감 · 학습욕 · 창조욕 등 인간만이 갖는 욕구가 일어난다. 이것은 전두엽에서 영위되는 고급 정신활동 중 하나이다.

일반적으로 성행위의 목적은 오르가슴에 도달하기 위해서라고 한다. 확실히 오르가슴, 즉 쾌감의 절정은 남녀 관계에 있어서 중요한 커뮤니케이션이기는 하다. 그러나 오르가슴만을 위해 성이 있는 것은 아니다. 문제는 그때 서로의 마음이 확실하게 연결되어 있는가 아닌가 하는 것이다. 남자와 여자의 마음이 욕정을 통해 하나가 되어 있다면 거기에서 이루어지는 모든 것은 쾌감으로 이어져간다.

예컨대 20대에는 섹스 그 자체가 즐겁기 그지없지만, 30대가 되면 안정성 있는 섹스를 즐기게 되고 자신은 물론 상대방의 섹슈얼리티(성적인 상황)를 보다 잘 알게 될 것이다.

조금씩 성적으로 쇠퇴해가면서 노화에 대한 불안이 시작되는 40대에서는 파트너와의 관계가 암초에 부딪치기도 하고 권태기가 오기도 한다. 이 시기의 성행위에서 사람들은 단지 쾌락을 찾기 위한 성기 결합이 아닌, 상대방과의 정서적 연결에 대해 중요성을 느끼게 된다.

제2의 인생을 눈앞에 둔 50대에서는 성생활을 포함한 생활 전반에 있어서 재창조의 열의를 굳히며 즐거운 인생을 재구축할 것이다.

그렇다면 성적 쇠퇴를 가장 많이 느끼는 60대에는 어떨까. 사실은 여기에서 두 갈래로 나뉜다. 어떤 사람은 육체도 쇠퇴하고 성적으로도 쇠약해 있어 섹스엔 관심 없다고 생각하는가 하면 다른 사람은, 예전에 비해 성교 횟수는 줄어들고 오르가슴의 느낌도 그전 같지는 않지만 그래도 젊었을 때처럼 성을 즐기는 자세는 변하지 않았다고 할 것이다. 후자의 경우, 인생 체험을 잘 이용하여 즐거운 섹슈얼리티를 전개하고 있음을 알 수 있다.

인간이라고 해도 태어나면서부터 인간인 것은 아니다. 우선 사람이다. 사람이라는 미숙한 뇌를 가진 영장류가 여러 가지 자극을 받으며 성장하여 인간이 되는 것이다. 다시 말해 인간의 쾌락은 정신적인 면과 육체적인 면에서 느낄 수 있는데 그 양자를 이어주는 가교가 바로 뇌이다. 이 뇌야말로 다른 생명에게는 없는 성을 즐기는 뇌라고 할 수 있다.

본래 사람에게는 태어날 때부터 지니게 되는 동물적인 본능이 있다. 그러나 그것은 사람에게만 거대하게 진화된 대뇌신피질계에 의해 여러 가지로 나뉘어진다. 사람의 행동이 다른 동물에 비해 다양하게 나타나는 것은 그 때문이다. 성적 자극을 포함하여 사람이 받는 모든 자극은 오감을 통해 뇌로 보내진다. 그리고 그것을 받은 뇌의 활동이 활발하면 할수록 쾌감의 정도는 커진다. 성을 즐기는 뇌의 쾌감이 향상되는 것이야말로 젊어지는 뇌, 활성화하는 뇌가 되기 위한 지름길이 된다.

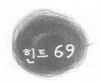

# 인간은 '성을 즐기는 뇌'를 가지고 있다

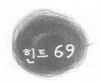
힌트 69

인간은 사춘기가 되면 이성에 대한 관심이 높아지고 성행위를 하고 싶다는 욕구도 강해진다. 이렇게 성을 찾는 본능적인 욕구를 성욕이라 한다. 이것은 결코 부끄러운 것이 아니다.

그렇다면 어떻게 그런 생각이 들게 되는 것인가. 그것 역시 뇌, 즉 성을 즐기고 싶어하는 뇌 때문이다. 섹스를 하고 싶다는 욕구는 뇌에 의해 조정되고 있는 것이다.

사람의 성욕에 대한 특징으로 다음 두 가지를 들 수 있다.

첫째, 경험이 성욕을 일어나게 한다.

사람의 행동은 대뇌신피질에 의해 조절된다. 따라서 폐경기가 지난 여성도 성욕을 느끼게 되며 정낭을 제거한 남성도 보편적인 성생활을 할 수 있다. 이것들은 모두 과거의 경험이나 외부로부터의 자극을 활용하는 것으로 인간의 성욕이 기억이나 상상 등 대뇌신피질의 영향을 특히 많이 받고 있음을 말해준다.

둘째, 성욕이 강하다는 것과 정력이 세다는 것은 다르다.

정력이란 성행위를 수행하는 능력을 말하며 생식력까지 통틀어 가리키는 말이다. 정력이 강한 사람이 성욕도 강하다고 할 수는 없다. 또 성행위는 성 호르몬의 분비에 의해 발동되지만 호르몬 분비가 왕성한 사춘기라 하여 반드시 성욕이 강한 시기라고 말할 수는 없다. 지적인 직업에 종사해 평소에 대뇌신피질을 많이 사용하는 직업인 중에 오히려 성욕이 강한 사람도 많다고 한다.

그렇다면 이러한 성욕은 어디서 일어나는가. 그것은 뇌의 시상하부에 있으며 발정 센터라고도 할 수 있는 성적이형핵(性的二型核)이라 불리는 곳에서 일어난다. 실제 성행위는 여기에서 다시 척수로 전달되는 작용에 의해 직접적인 행동으로 나타나게 된다.

즉 전두엽에 있는 전두연합야에서 이성에 관심을 가져라 하는 명령이 오면, 거기에서 신경로(神經路) 또는 체액계(體液系, 호르몬)를 통해 성행동이 발현되는 것이다. '성을 즐기는 뇌'라고 표현하는 이유가 바로 여기에 있는 것이다.

이와 같이 사람은 누구나 뇌에 의해 성 호르몬이 조절되고 있으며 이성과 섹스하고 싶다는 마음은 늘 뇌에서 지령을 받는다. 성적인 행동이 나타나게 되는 것과 전두엽은 서로 밀접한 관계가 있는데, 이것은 오직 사람의 경우에만 해당된다는 사실이 중요하다. 만일 전두엽의 소프트웨어가 스트레스나 다른 여러 가지 원인으로 기능이 저하되면 성행위 불능 또는 발기불능이 될지도 모른다.

이와 같이 뇌의 지령에 의해 실제로 행동에 옮기는 것을 '발현'이라고 한다. 성행위의 발현에 대한 재미있는 실험 결과가 있다.

뇌간과 척수 사이를 절단한 척추동물의 생식기에 기계적 자극을 가하면 수컷의 경우에는 페니스가 발기하거나 사정을 하고 암컷은 암컷대로 교미 자세를 취하기도 한다. 이것은 인간의 경우에도 마찬가지이다. 척수 손상으로 보행이 불가능하게 된 사람이라면 반사적으로 성기가 반응하여 성행위를 할 수 있는 상태가 된다. 다만 그러한 사람은 성 호르몬에 의한 성행위는 불가능하다. 생식기의 기계적 자극이나 외부적 자극에 의존할 수밖에 없다. 이와 같이 성욕은 고급 동물일수록 대뇌의 신피질계에 깃드는 고등 정신에 의해 그 역할을 증대시킨다.

우리 인간은 항상 미래를 향해 살아가려 한다. 또 한없는 성에 대한 집착을 가지고 있다. 이것들은 모두 뇌 앞에 있는 소프트웨어의 역할에 의한다. 따라서 사랑하고 싶다, 섹스하고 싶다는 마음을 비롯한 모든 정신은 이 전두엽의 대뇌신피질에 있는 뇌세포에 의해 영

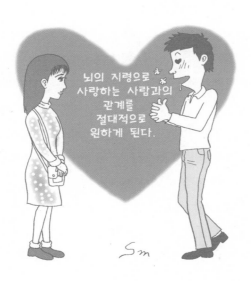

뇌의 지령으로
사랑하는 사람과의
관계를
절대적으로
원하게 된다.

위된다.

　이런 점으로 미루어볼 때 성에 대해 관심을 가지며 실제로 행동하고 싶어지는 마음은 결코 혐오스러운 것이 아니다. 그것은 거대한 뇌를 가진 우리 인간의 본능이며 숙명임을 알 수 있다.

　본능이란 결코 천한 마음이 아니다. 동물이 크고 탄탄하게 생존하려면 반드시 필요한 본질적인 마음이다. 이것은 사람의 경우에도 마찬가지이다.

　사랑하고 싶다, 먹고 싶다, 함께 있고 싶다는 본능은 누가 가르쳐 주지 않아도 자연히 싹트는 생물적 욕구이다. 다시 말해 개체 유지와 종족 보존을 위해 필요한 것이다.

　사람의 정신 기능은 90세 무렵까지 쇠퇴함 없이 나이와 함께 더욱 원숙해진다. 따라서 정신 활동과 깊이 관련되어 있는, 성욕을 관장하는 성적인 뇌도 쇠퇴하지 않는다. 쇠퇴하는 것은 성욕이 아니라 정력이다. 정력의 쇠퇴를 성욕의 쇠퇴라고 생각하는 것은 착각이다.

# 성적 쾌락을 충만시키면
# 뇌는 더욱 단련된다

힌트 70

쾌 · 불쾌 · 노여움 · 두려움 · 기쁨 · 슬픔 등의 감정은 대뇌변연계의 활동에 의해 일어난다. 그러한 감정이 만들어지는 곳은 식욕이나 성욕과 마찬가지로 시상하부이며, 뇌의 오래된 피질이 중요한 역할을 한다.

그런 만큼 감정이 생기면 몸에도 반드시 변화가 일어난다. 이를테면 땀을 흘리거나 안색이 달라지거나 호흡이 거칠어지는 것 등이다. 이러한 몸의 변화는 뇌의 지령에 의해 자율신경이나 내분비의 활동 변화에 의해 일어난다.

이 감정은 오감을 작용시킴으로써 한층 더 육성된다. 반대로 오감의 발달이 부족하게 되면 그저 사랑받기만을 기다릴 뿐 서로 주는 사랑을 모르는 인간이 되고 만다. 안타깝게도 오늘날 그런 아이들은 수없이 많이 자라고 있다.

이 오감의 발달이란 것은 간단히 말하면 자신의 눈으로 직접 보고 자신의 귀로 살아 있는 소리를 들으며 자신의 손으로 직접 만져보는 것이다. 즉 몸 전체, 오감을 모두 동원하여 자연과 커뮤니케이션을 해보는 것이다. 이것은 남성과 여성이 서로 사랑하는 감정을 느낌으로써 뇌에 일어나게 되는 '쾌' 와 '불쾌' 의 경우에도 마찬가지이다. 먹는다, 섹스한다, 누군가와 함께 있고 싶다는 본능적인 욕구가 충족되면 사람은 쾌감을 느끼고 충족되지 못하면 불쾌해진다. 사람은 누구나 불쾌한 감정보다는 쾌감을 느끼기를 원한다. 또한 사람은, 특히 성에 있어서는 체면 불구하고 자신의 욕망을 채우기 위해 급급해한다. 이것이 본능의 원칙을 관철하는 쾌감 원칙이다.

사람은 누구나 그 쾌감 원칙이 충만되면 즐거워진다. 생생해지고 아름다워지기도 한다. 흔히 직장에서 한 여사원이 어느 날 갑자기 생기 발랄해졌다면 그것은 대개 성과 관련된 쾌감 원칙에 의해서이다. 다시 말해 사랑하는 사람이 생긴 것이다. 사랑을 한다는 것, 사람을 사랑하게 됨으로써 모습이 달라지는 것은 아니지만 언젠가부터 여성이 여성스럽고 화려하며 아름다워보이는 것은 그 쾌감 원칙이 그녀 안에서 완성되었기 때문이다. 물론 이러한 사실은 남성에게도 똑같이 적용된다.

생명을 유지하기 위한 식욕, 자손을 낳기 위해서만의 성욕이라면 사람도 원칙적으로는 동물과 같을 것이다. 그러나 우리는 먹는 즐거움을 느끼고, 서로 사랑하는 즐거움을 느낀다. 그렇다면 실연을 당해 불쾌감이 생기면 어떻게 되는가. 살아가는 불안이 이윽고 두려움으로 바뀌며 나중에는 분노로 발전한다. 때에 따라서는 공격성으로 바뀔 수도 있을 것이다. 자신이 만족하기 위해 장애가 되는 것은 모두 제거하게 된다. 동물의 경우에는 그것이 그대로 생존경쟁으로 나타난다.

쾌감 원칙을 주체로 하는 사람의 성행위에 필요한 것은 자신의 몸 내부로부터 정보를 느끼는 일이다. 그렇기 때문에 좋아하는 사람과의 접촉은 그것이 아무리 사소한 일이라도 온몸에 전율을 느낄 정도로 말할 수 없는 쾌감을 느끼게 된다. 반대로 마음이 가지 않는 사람이나 싫어하는 사람의 손가락이나 숨결이 아주 약간이라도 피부에 스치면 극도의 불쾌감에 빠지기도 한다.

인간이 본래 지니고 있는 본능의 강력함, 즉 동물적 감각으로 단련된 사람은 제법 탄력성이 있다. 그 내장 감각을 단련하기 위해서는 오감을 예민하게 작동해야 한다. 그리고 그것을 통해 감성을 높이며 자신의 존재를 재확인해야 한다. 성적 쾌락을 찾는 뇌는 이로써 더욱 단련되는 것이다.

# 뇌를 쉬게 하라, 사랑의
# 커뮤니케이션이 회복된다

힌트 71

발기력이 강한 것을 '포텐츠가 높다'고 하며 발기불능자를 '임포텐츠'라고 한다. 물론 페니스가 발기하는 것도 뇌활동과 크게 관련이 있다. 한창 일할 나이의 관리직 사원이 정신적 임포텐츠를 호소하는 것도 그 때문이다.

임포텐츠를 호소하는 사람은 고령일수록 증가되지만, 그 중 70퍼센트 이상이 심인성(心因性)이라고 한다. 또한 최근에 크게 늘어나고 있는 것이, 컴퓨터 기술자나 OA기기를 취급하는 남성사원들의 이른바 테크노스트레스로 인한 임포텐츠이다. 특히 발기가 되지 않는 것이라면 좀 덜하겠지만 성욕 그 자체가 없어지면 문제는 심각하다. 왜냐하면 성욕의 상실은 삶의 의욕마저 빼앗아버리기 때문이다.

성중추는 대뇌변연계에 있다. 수컷 쥐를 이용한 실험에서 대뇌신피질을 말끔하게 제거하면 성중추를 건드려도 성행위가 일어나지 않는다. 그리고 원숭이나 사람 등 고등 영장류의 경우에는 신피질계가 보다 더 발달되어 있으므로 이야기는 더욱 복잡해진다.

원숭이의 경우, 대뇌신피질을 제거한 뒤 성중추에 아무리 전기 자극을 가해도 반응이 없지만, 암컷 원숭이를 데려오면 성행위를 시작한다. 이것은 대뇌변연계의 전두엽이 성행위를 촉구하기 때문이다.

인간도 전두엽에 장애가 있으면 기묘한 성행위를 하는 경우가 있다. 오래된 뇌의 성중추와 전두엽과의 긴밀한 연계작용이 있을 때 비로소 성욕은 발동되기 때문이다.

테크노스트레스에 의한 임포텐츠는, 컴퓨터의 빠른 속도에 장시간 대응하다 보면 인간의 뇌가 그것을 따라갈 수 없어 생기는 스트레스가 쌓임으로써 전두엽이 지치고, 성중추와의 연계작용에 틈이 가면서 성욕을 감퇴시키기 때문에 일어나는 현상이다.

그런 사람에게 필요한 것은 비아그라와 같은 약품이 아니다. 오직 한 가지, 성을 즐기는 뇌가 필요할 뿐이다. 그리고 일손을 멈추고 뇌를 휴식케 해야 한다. 그 결과 사랑의 커뮤니케이션이 회복되면 뇌는 그만큼 활성화되어 다시 일에 열중할 수 있게 된다.

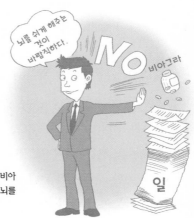

테크노스트레스로 인한 발기불능의 경우, 비아그라를 찾는 것보다는 일을 잠시 멈추고 뇌를 쉬게 해주는 것이 바람직하다.

# 성을 즐기려는 뇌를 억압하면
## 뇌의 노화도 빨라진다

힌트 72

남성은 50세 전후부터 노년기에 들어간다. 그 시기를 어떻게 보내는가에 따라 쾌적한 노년을 맞을 수 있는가 없는가 하는 것이 결정된다. 늦은 귀가, 불규칙적인 식사, 쌓이는 스트레스 등이 사람들을 빨리 노화시킨다는 데이터가 제시되고 있다.

세상을 일찍 하직하는 것도, 일찍 노화되는 것도 모두 뇌의 문제이다. 노년기에 접어들면서 많은 남성들은 성욕이 없다든가 발기되어도 사정하지 못한다든가 하는 등의 문제로 고민한다. 하지만 가장 큰 고민은 발기불능일 것이다.

그 원인의 80퍼센트가 심인성, 즉 마음에서 생기는 병에 해당한다. 나머지 20퍼센트는 당뇨병, 심장병, 고혈압 등의 병이 직접적 원인일 경우가 많다.

고급 활동을 하는 대뇌신피질의 신경세포는 육체의 노화와 함께 하루에 약 10만 개씩 감소된다. 그러나 걱정할 필요는 없다. 이미 여러 번 설명했듯이 신경세포 그 자체의 수는 감소되어도 회로망만 튼튼하다면 뇌의 활성은 계속 유지되기 때문이다.

여기에서 중요한 것은 페니스가 발기되고 삽입하는 것만이 성적인 커뮤니케이션은 아니라는 점이다. 그러한 의미에서 필자는 비아그라의 국내 시판에 대해 우려하고 있다. 약을 먹으면 발기되어 좋을지 모르지만, 계속 발기되어 있으면 혈액 순환이 원활하지 못하면서 해면체가 피폐해져 진짜 임포텐츠가 될 우려도 있다. 정신적으로 용기를 주고, 감성을 풍부하게 하고, 열심히 사랑하는 생활이 더욱 효과적이다. 다시 말해 노년기 남성의 성생활은 육체의 쇠퇴를 정신으로 커버할 수 있다. 그리고 그것이 뇌의 젊음을 유지하는 방법이기도 하다.

그렇다면 강한 생명력과 적응력을 가지고 있는 여성의 경우는 어떤가. 여성의 뇌는 탄력성이 있고 특수화되지 않았기 때문에 정력이 쇠퇴하지 않는다고 할 수 있다. 오히려 성적 능력은 나이가 들면서 조금씩 증가한다고 할 수도 있다. 30세 무렵까지 상승 곡선을 타다가 그 뒤로는 평생 쇠퇴되지 않는 것이 여성의 정력이다. 여성의 경우, 난소의 수명이 다할 무렵 갱년기가 오고 폐경이 된다. 특히 폐경 후에는 난소 호르몬의 활동이 약해지면서 그 직접적인 영향하에 있는 성기, 그 중에서도 질이 줄어들기 쉽다. 하지만 남성의 발기불능이 그러하듯이 여성의 폐경이 그 사람의 섹슈얼리티를 빼앗는 것은 아니다. 이제 때가 되었으니 틀렸다, 하는 식의 체념이야말로 섹슈얼리티를 저하시키는 가장 큰 원흉이 된다.

폐경이 여자로서의 결별을 의미하는 것은 아니며 발기불능이 남성으로서의 끝이 아니다. 사용하지 않으면 못 쓰게 된다. 즉 여성의 질처럼 사용하지 않아 위축되는 폐용위축의 원리는 남자의 정소와 페니스에 대해서 그대로 적용된다. 폐경 후에도 부부가 잘 화합하고 있는 여성의 질 및 외음부는 촉촉하게 젊음을 유지한다. 암이나 근종 등으로 인해 자궁이나 난소 또는 질의 일부를 제거한 사람이라도 적절한 성교를 하면 질은 점차 본래의 상태로 돌아온다. 이것은 일본 가고시마 대학의 모리 교수가 한 이야기이다.

폐경은 여성에게 있어서 새로운 성의 시작이라 할 수 있다. 육체적 접촉만을 의미하는 섹스로부터의 해방이다. 성기 결합만이 성이라는 오해는 하지 말아야 한다. 말할 것도 없이 이것은 남자와 여자 모두에게 해당되는 말이다. 언어가 있고 손이 있으며 오감의 수용기가 흩어져 있는 피부의 존재를 잊어서는 안 된다.

우리들 인간의 섹슈얼리티는 무한한 가능성을 지니고 있다. 성을 숨기거나 부끄럽다고 생각하면 성을 즐기려는 뇌는 어디론가 사라지고 그만큼 뇌의 노화가 일찍 찾아온다.

# 대뇌는 성욕을 일으키기도, 억제하기도 한다

힌트 73

남성과 여성의 섹스에 있어서 생리적인 차이는 어떤 것일까. 남성에게는 사정(射精)이라는 행위와 함께 거기에 수반되는 쾌감이 있다. 그러나 여성에게는 없다.

최근 대두되고 있는 환경 호르몬 때문에 정자의 수가 감소되고 있는 것은 아닐까. 남성의 정자는 정상적인 경우, 정소에서 날마다 1억 개 정도씩 만들어진다.

쌓이면 배출하려는 욕망(이것은 성욕의 일부이다)이 일어난다. 젊을 수록 정자 생산량은 활발하며 성충동도 강하다. 젊었을 때 남자라면 누구나 경험하는 몽정(夢精), 또 격렬한 마스터베이션, 주로 남성 쪽에서 먼저 섹스를 요구한다고 판단되는 것도 이런 이유에서이다. 그러나 여성의 경우에는 전혀 다르다.

여성은 태어날 때부터 알, 즉 난자를 품고 있으며 사춘기 때부터 갱년기가 될 때까지 대략 33년 동안에 400개 정도의 선택된 알을 배출한다. 몇십만 중에서 선택된 알이기 때문에 상대를 고르는 데에도 신중하다.

한 달에 한 번, 그 중 한 개가 성숙하여 배란(排卵)된다. 그러나 그 때에 남성과 같은 배출 쾌감은 없다. 뿐만 아니라 알은 그 여성과 함께 나이가 든다. 지나치게 젊어도, 또 나이가 들어도 알은 수정(受精)하기에 적합하지 않다. 좋은 알에는 한계가 있는 것이다.

따라서 여성의 성욕은 난자(卵子)의 배출과는 관계가 없다. 배란에 수반되는 호르몬의 변동으로 성중추가 다소 자극을 받기는 하지만 그것은 아주 약간이다. 여성에게 필요한 것은 어디까지나 파트너와의 정신적 일체감이다. 그 일체감을 가진 파트너에 의해서 피부나 점막 등에 자극을 받으면 그때서야 비로소 여성의 성을 즐기려는 뇌가 활동한다. 다시 말해 본능적으로 숨어 있는 성욕이 불타오르며 불길에 휩싸이게 되는 것이다.

따라서 여성의 경우 서로 마음이 통하지 않으면 성감도 수반되지 않는 경우가 있다. 또한 통속적으로 남성은 성에 대하여 능동적이며 여성은 피동적이라 할 수 있다. 남성은 성 그 자체를 즐기며 여성은 성을 즐기게 한다는 말도 그러한 생리적 차이에서 온 것이다.

남성은 요구하고 그리고 오르가슴이라는 쾌락의 한순간을 위해 모든 수단을 동원한다. 한편 여성은 깊은 오르가슴을 알면 알수록 성에 대한 기쁨이 커지고 정신성을 보다 중요시하게 된다.

따라서 여성의 경우 비록 성기 접촉이 없다 해도 성욕을 어느 정도 해소할 수 있다. 다시 말해 여성에게는 성기 결합이 없어도 인간적 교류를 근원으로 하는 플라토닉한 섹스를 할 수 있다. 이것이야말로 다른 동물에는 존재하지 않는 것이다.

이런 점들을 포함해서 볼 때, 남성과 여성이 육체적으로 관계를 가졌다 하여도 남성이 여성을, 그리고 여성이 남성을 잘 알게 된다고는 볼 수 없다. 그와 반대로 육체적 관계가 없음에도 불구하고 여성은 남성을 깊이 사랑할 수 있다.

이것 역시 그 비밀은 뇌에 있다. 남성의 성욕을 일으키는 데에는 남성 호르몬인 테스토스테론도 한몫하고 있다. 그밖에 오감 영역으로부터의 자극도 있다.

실제로 강간을 반복하는 남성에게 한 달에 한 번 난포(卵胞) 호르몬을 투여하자 성욕이 쇠퇴하여 강간을 하지 않게 되었다는 보고도 있다. 이것은 난포 호르몬이 정자 생산을 억제하여 배출욕을 저하시키고, 남성 호르몬의 생성을 쇠퇴시킴으로써 성욕도 억제해버리기 때문이다.

성중추를 자극하는 것이 최종적으로는 소프트웨어인 호르몬이다 하더라도, 뇌중추에서의 작용이 다르다는 것은 원숭이 실험을 통해 이미 밝혀졌다.

여성의 성욕 발현 메커니즘도 남성과 대동소이하지만 그 흥분 경로에 있어서는 다른 점도 있다. 그러나 그 부분에 대해서는 아직 잘 알려져 있지 않다.

부신에서 분비되는 남성 호르몬도 관련이 있는 것 같지만 분명하지는 않다. 여성 호르몬이 대뇌피질에 작용하여 성욕이 일어난다는 주장도 있다. 거기에 사회적, 문화적 인자가 강하게 작용하고 있다는 점도 남성과는 크게 다르다. 다만 분명한 것은, 대뇌에는 성욕을 일으키는 작용도 하지만 한편으로는 억제하는 작용도 하는 이중적인 구조를 갖고 있다는 점이다.

인간에게 있어서 성욕은 원초적인 본능이다. 이것은 죽음을 눈앞에 둔 사람의 마음도 잡고 놓지 않을 정도로 강하다.

  사랑이 있으면 사람은 활기 있게 일하고, 무리에서 떨어져 나가는 경우도 없다. 그러나 사랑이 없다면 어떻게 될까. 살아가는 보람은 물론 아무런 감명도 없는 인생이 된다. 그러면 모처럼 크게 자란 뇌도 활성화되지 못하고 세포는 죽어버린다. 즉 사람은 사랑을 잃고, 성을 즐기려는 뇌가 활동을 멈추면 일찍 죽음을 맞이할 수 있다.

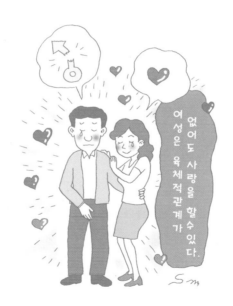

남성과 여성이 육체적인 관계를 가졌다고 해도 서로를 잘 안다고 할
수는 없다. 한편 육체적 관계가 없어도 여성은 남성을 사랑할 수 있다.

힌트 74

# 고령자의 성 문제는
# 바로 마음의 문제이다

여기서 잠깐 고령자의 성 문제가 지닌 본질에 대해 살펴보자.

최근에는 성에 대한 생각이 많이 달라지고 있다. 각자의 성적 흥미나 욕구에 대해 예전보다 많이 솔직해지고 서로 이해하는 수준에 이르렀다. 이제 누구든 성의 표현은 그가 가진 귀중한 권리로 인정되고 있는 시점이다.

하지만 한편으로는 그러한 성 개혁의 물결도 '이제는 섹스와 관계가 없다'고 생각되기 쉬운 고령자에게까지는 미치지 못하고 있는 것이 현실이다.

고령자의 성 문제도 본질적으로는 젊은 사람의 경우와 다를 바 없다. 주위 사람들이 고령자의 성 문제에 대해 이해하지 못하는 지금의 현실은 꼭 지양해야 할 당면과제이다. 그리고 동시에 고령자 자신도 '나는 이제 성적 문제와 관계가 없다'는 생각을 고쳐야 한다.

남녀를 불문하고, 또 나이가 많거나 적거나 인간이라면 누구나 성에 관한 자유 그리고 성에 관련된 모든 권리를 가지고 있다. 아무리

고령이라도 사랑을 이야기하고 싶어하며 키스나 애무에 대한 욕구도 가지고 있다. 뿐만 아니라 침대에서의 성교에 대한 연구도 하며 실제로 해보고 싶다고 생각할 것이다. 고령일수록 보다 양호한 성관계를 유지하기 위해 커플은 서로를 북돋아주어야 한다. 예컨대 두 사람이 성적으로 무엇을 할 수 있는가, 몸의 어느 부분에서 가장 좋은 느낌이 오는가, 어디를 만져주기를 바라는가 하는 것 등을 상대방에게 가르쳐주며 이야기하는 것이 중요하다.

성을 표현하는 방식은 참으로 다양하다. 이 역시 나이와는 관계가 없다. 인간관계에서 한 부분을 이루며 서로 기쁨을 나누는 성관계에서 빠뜨릴 수 없는 것이 커뮤니케이션이다. 한쪽이 고령자인 경우에는 특히 소중히 여겨야 한다. 섹스에서는 그 사람의 사고방식, 느끼는 패턴, 또는 이해관계 등도 숨김 없이 말할 수 있는 상태가 된다면 더욱 즐거운 법이다.

상대방이 어떤 느낌을 좋아하는가, 몸의 어느 부분이 가장 민감한가, 어떤 감각에 가장 흥분하는가, 하는 것은 아무도 알 수 없다. 어떻게 해야 쾌감을 느끼는지 상대방이 알려주지 않으면 알 수 없다. 마찬가지로 상대방에게도 자신이 좋아하는 패턴, 감각이 예민한 곳, 또는 둔한 부분을 가르쳐주며 상대방의 이야기를 들어주는 배려도 필요하다. 다시 말해 섹스의 책임을 둘이 나누어 가지는 것이 중요하다는 얘기다. 남성은 공격형이고 여성은 피동형이라는 오래된 고정관념은 버려야 한다.

섹스는 기상천외한 행동, 또는 어떤 체위라도 두 사람뿐이라면 허용된다. 솔직한 태도는 두 사람의 여러 가지 불안을 해소시켜줄 것이다. 결국 건강한 성관계는 신뢰와 커뮤니케이션 없이는 불가능하다.

고령자 최대의 성 장애는 마음이다. 이 나이에 부끄럽다, 아이들이 어떻게 생각할까 하는 일그러진 생각은 버려야 한다.

사람이라면 누구나 언젠가는 반드시 늙는다. 이것은 피할 수 없다. 그러나 하루아침에 찾아오는 것은 아니다. 늙는다는 것은 어디까지나 그 사람이 살아가는 모습의 연속선상에 있다. 따라서 늙는다는 것은 정지된 현상이 아니라 계속되는 현상이다. 그리고 성을 즐기려는 뇌가 있는 한, 성은 노화하지 않는다.

# 파트너와의 성적 대화는
# 발기불능 치유에 좋다

힌트 75

그렇다면 늙는다는 것은 구체적으로 어느 때부터를 말하는 것일까. 일반적으로는 뇨에 당분이 나오기 쉬워지는 연령이나, 노화의 원인인 세포수의 감소 정도를 세포 내 칼륨 양에 대한 조사로, 정소 안의 정자나 정세포(精細胞) 수의 감소가 현저하게 나타나는 75세부터로 규정하고 있다.

그러나 '나는 아직 그런 나이는 아니다' 는 방심은 금물이다. 75세 이상을 노인으로 구분하는 것은 어디까지나 질병이 없는 경우에 한한다. 뇌혈관을 약하게 만드는 질병을 앓고 있다면 50세에라도 치매 노인이 될 수 있다.

육체적 능력과는 달리 정신적 능력은 70세 가까이까지 계속 상승한다. 항상 예민한 감성을 가지고 있으면 욕망은 사람을 향해 또는 예술을 향해 승화된다.

육체의 쇠퇴는 제쳐놓고 뇌의 노화만 조심한다면 갑작스럽게 정신 기능이 저하되는 일은 결코 없다. 나이가 들면 육체가 쇠퇴하는 것은 당연하다. 이것은 남자나 여자나 마찬가지이다. 그러나 성에 대해서 남성의 경우, 성기가 노출되어 있기 때문에 그 쇠퇴를 어쩔 수 없이 자각하게 된다.

신체의 노화는 혈관에서 시작된다. 나이 든 사람의 페니스가 힘이 없어지는 것도 그 때문이다. 발기 현상은 해면체에 혈액이 유입돼 나타나는 현상이다. 따라서 그 해면체를 만드는 혈관평활근(血管平滑筋)이 노화하면 발기력이 약화되는 것은 당연하다.

다만 사용하지 않으면 탄력도 없어지고 더욱 쇠퇴되므로 적절한 사용은 반드시 필요하다. 그리고 비아그라를 복용할 때 만일 그 부작용으로 인해 발기가 계속된다면 그것은 혈액이 체류하고 있는 현상이므로, 산소 등의 결핍으로 해면체가 변성하여 진짜 발기불능이 초래될 수 있음을 다시 한 번 언급해둔다. 발기되었다고 기뻐할 수만은 없는 일이다.

발기 현상과 뇌활동과는 큰 관계가 있다. 한창 일할 나이의 직장인이 정신적 임포텐츠를 호소하는 것도 그 때문이다. 그러면 그 임포텐츠, 즉 발기불능은 어째서 일어나는 것일까.

젊은 사람에게서 나타나는 임포텐츠는 대부분 성적인 체험 없이 신혼생활을 맞이한 사람에게 많다. 그러나 여기에서의 문제는 만족스럽게 성생활을 해온 중 · 노년층이 당면하는 발기불능에 대한 것이다.

수험생이나, 위에서는 누르고 아래에서는 치받는 중간 관리직에 있는 사람들이 특히 그럴 것이다. 그들은 비록 사회적으로는 엘리트이지만 젊었을 때의 목적에는 훨씬 못 미치는 생활을 하고 있다. 그러는 사이에 정년은 소리 없이 다가온다. 아내는 매일 성 능력이 부족하다고 비난한다. 포장마차에서 마시는 술만이 유일한 즐거움이 된다. 결국 술과 담배가 발기불능을 더욱 부추긴다.

발기불능이 되지 않으려면 가정 안팎에서의 스트레스를 날려버릴 수 있는 생활에 철저해야 한다. 특히 효과적인 것은, 신체를 부드럽게 만들어 성을 즐길 수 있도록 뇌를 흥분시킴으로써 온몸의 촉각을 자극하고, 파트너와 즐거운 성적 대화를 나누는 방법을 병행한다. 그것이 발기불능을 빨리 고칠 수 있는 가장 큰 비결이다.

계속되는 사랑의 커뮤니케이션은 노년기의 생활 전반에 걸쳐 커다란 도움이 된다는 것은 두말 할 나위도 없다.

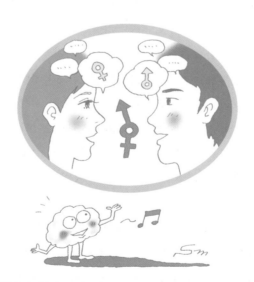

신체를 부드럽게 만들어 성을 즐길 수 있도록 뇌를 흥분시켜라. 또한 파트너
와의 즐거운 성적 대화를 병행하면 발기불능을 치유하는 데 도움이 된다.

힌트 76

# 고령자도 '성을 가진 인간'이다

어떤 고령자라도 오르가슴에 도달할 수 있다. 특히 여성의 경우에는 더욱 그러하다. 자신이 사랑받고 있다고 느끼면 손이나 입으로 유방을 자극하기만 해도 오르가슴이나 그에 가까운 상태에 도달할 수 있다.

입술과 혀는 인간의 성적 감각 중 가장 예민한 부분이다. 또 생식기의 감각이 부족하다 해도 피부 곳곳에 민감한 부분이 남아 있다. 성기의 삽입이 불가능한 때에는 입을 사용하여 흥분을 유도할 수도 있다. 상대에 대한 애정이 있고 성에 대해 많은 대화를 나누는 커플이라면 비록 양쪽이 고령이라도 섹스가 주는 최고의 즐거움을 서로 나눌 수 있다.

섹스는 업무라든가 선행에 대한 보답으로 얻을 수 있는 것은 아니다. 성별이나 연령에 관계없이 모든 인간은 성을 가진 존재이다. 그럼에도 불구하고 일반 사람들은 물론 많은 전문가들조차 고령자의 성적 욕구에 대해 알지 못할 뿐 아니라 부정하는 경우가 많은데 그것은 애석한 일이다.

고령이 될수록 성의 선택이라는 점에서는 그 기회가 적어진다. 하지만 고령자에게도 성적 표현의 자유가 있으며 상대방이 있건 없건 성의 기쁨을 모르는 사람은 거의 없다. 또 성의 표현도 매우 다양해 페니스의 발기라든가 질의 자극 등에 한정되지 않는다. 사람에 따라 각기 자신에게 맞는 최선의 방법을 발견하면 되는 것이다.

많은 사람에게 있어서 타인과 친밀한 관계를 가지는 것은, 쓸쓸하고 고독한 생활을 보내게 되는가 아니면 윤택하고 행복한 인생을 살게 되는가를 좌우하는 문제이다. 물론 상대방으로부터 상처를 받을 위험도 있다. 그러나 다양한 인간관계를 통해 괴로움보다는 더 많은 기쁨을 얻을 수 있으며, 이러한 우호 관계를 통해 언젠가는 찾아올 죽음의 고통도 덜 수 있다. 그렇다고 친한 관계가 모두 결혼을 목적으로 하는 것은 아니다. 누구나 결혼을 바라고 있는 것은 아니기 때문이다. 한편 결혼생활을 계속할 수 없을 것 같은 부부지만, 지속적으로 상호 협력하면 성을 즐기려는 뇌를 자극하여 기쁨과 정신적인 충만감을 느낄 수도 있다.

중요한 것은 성적인 능력이 아니다. 서로 사랑하며 서로간의 유대를 긴밀히 하는 일이다. 고령이라는 육체적인 겉모습과 그 사람의 성에 대한 대응은 서로 다른 문제이다. 그러나 제3자는 그가 고령이라는 이유 하나만으로 성에 대해 생각하거나 행위 그 자체를 바라지 않을 것이라고 생각하기 쉽다. 개인의 옷차림이라든가 위생상태 등과 마찬가지로, 행동이나 태도는 그 사람 자신의 살아가는 자세를 반영한다. 그런 의미에서, '나도 성을 가진 인간' 이라고 생각한다면 그것은 다른 사람에게도 똑같이 적용될 수 있다.

많은 사람이 성의 기쁨은 배우자를 만족시킴으로써 얻을 수 있는 것이라고 믿고 있다. 그러나 그것은 잘못된 생각이다. 아니, 참으로 어리석은 생각이다. 그것은 사회가 오랫동안 그렇게 정해온 근거 없는 이야기에 불과하다. 고령자들도 그 점을 알고 있어야 한다.

배우자까지 만족시키려는 훌륭한 태도를 오랫동안 계속할 수 있는 사람은 거의 없다. 그런데도 자신이 상대방으로부터 버림받았다고 속단하며 섹스를 피하다 보면 마침내는 완전히 중단되고 만다. 이것은 부정적 사고방식에서 오는 당연한 결과라 할 수 있다.

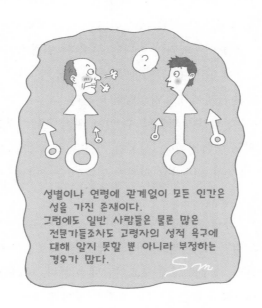

성별이나 연령에 관계없이 모든 인간은
성을 가진 존재이다.
그럼에도 일반 사람들은 물론 많은
전문가들조차도 고령자의 성적 욕구에
대해 알지 못할 뿐 아니라 부정하는
경우가 많다.

# 바람직한 성관계는 '기브 앤드 테이크'

상대방에게 기쁨을 주고 만족시키려고 노력하는 것은 분명 중요한 일이다. 그러나 기쁨을 기대하고 그것을 받는 것도 마찬가지로 중요하다. 바람직한 성관계는, 관계를 갖는 사람끼리 기브 앤드 테이크의 균형이 이루어져야 한다는 점이다. 일방적인 성관계에는 죄의식과 원망이 따른다. 그러한 섹스는 결국 두 사람을 비참하게 만들며, 그밖의 관계에까지 악영향을 미친다.

성교만이 정상적이며 만족할 수 있는 성의 표현이라고 생각하는 것도 근거 없는 이야기이다. 성적인 기쁨을 주고 받는 방법은 얼마든지 있다. 그것을 찾아나설 의지만 있다면 누구나 만족을 느낄 수 있다.

예컨대 오르가슴 체험은 사람에 따라 모두 다르다. 성교 이외에 입을 성기로 삼는 오럴 섹스, 마스터베이션, 때로는 공상까지 포함한 여러 종류의 자극에 의해 오르가슴에 이른다. 따라서 자신이 알고 있는 오르가슴을 다른 사람도 똑같은 방법에 의해 느끼리라고는 생각하지 말아야 한다.

고령자라도 대개는 오르가슴에 도달할 수가 있다. 애석하게도 육체적 오르가슴을 얻을 수 없는 사람이라 하더라도, 뇌가 독자적으로 생식기에 작용하기 때문에 성애체험(性愛體驗)을 통해서 비로소 만족감을 얻게 된다.

> 86세가 되었지만 아직 성에 관심이 있다……. 나에게는 노인회 동료인 70세 정도 되는 좋아하는 여성이 있으며 …… 아무도 없이 두 사람만 있을 때는 이별의 키스를 한다. 그것이 즐거움이다. (남자, 86세)

이것은 어느 남성이 한 신문사의 '노인과 성'이라는 기획 앙케이트에 답한 말이다.

> 아내를 여읜 뒤의 쓸쓸함은 견딜 수 없었다. 그러나 한 미망인과 알게 되고 연인을 얻게 됨으로써 행복한 나날을 보내고 있다. 나는 성적으로는 이미 고갈되었지만 연인이 손으로 위로해준다. (남자, 78세)

여성의 경우에는 이런 것도 있었다.

> 노인끼리 이성교제를 할 수 있다는 마음의 여유만 있으면 고부간의 싸움 같은 것을 할 이유가 없다. (여자, 43세)
>
> 싱글이 된 지 10년이다. 그는 나보다 다섯 살 연하이며 만난 지 석달 만에 서로 좋아하게 되어 한 달에 두세 번 만난다. 하루하루가 신선하며 예전보다 더 충실한 생활을 한다. (여자, 70세)

45세에서 55세를 대상으로 한 어느 조사에서, '젊었을 때에 비해 성적 욕구가 감소되었는가' 하는 질문에 남성 중 절반이 감소되었다고 답해왔지만, 성적 욕구가 완전히 없어졌다는 사람은 10퍼센트도 안 됐다. 전체의 92퍼센트가 성적 욕구가 있다고 대답했다. 여성인 경우에는 욕구가 있다는 대답이 40퍼센트, 없다는 대답이 60퍼센트였다. 또 육체적인 교제가 아닌 정신적인 교제만을 원하는 여성 노인은 남성 노인을 약간 웃돌았다.

강한 오르가슴은 없어도 상대방에 대한 자상한 배려라든가 신체적 접촉은 효과가 있다. 이 역시 성을 즐기려는 뇌가 자극을 받기 때문이다. 남녀의 성 표현이 오르가슴을 목적으로 할지는 모르지만, 성적 만족을 위한 오르가슴이 반드시 필요한 것만은 아니라는 사실은 분명하다.

# 인간의 섹스는
# 전인간적 커뮤니케이션이다

힌트 78

性 감각은 일반적으로 성감대 이외의 부분에서도 느낄 수 있다. 우리 몸에는 성적 자극에 감응하지 못하거나 적절하지 못한 부분이란 없다.

자신에게 어떤 성적 표현이 맞는지, 가장 흥분되며 만족할 수 있는 부위는 어디인지 찾아내기 위해 여러 가지 성 표현을 실험해보는 것이 중요하다.

반복하지만, 모든 커플에 있어서 성적 관계를 양호하게 유지해주는 열쇠는 커뮤니케이션이다. 기분좋게 즐길 수 있는 방법과 그렇지 못한 것에 대해 서로 대화하는 것도 하나의 방법이다. 그것 또한 성을 즐기려는 뇌를 자극한다.

실제 성행위에 앞서 흔히 유발행동이 이루어진다. 식사를 하면서 나누는 대화나 접촉, 또는 텔레비전을 보거나 음악을 들으면서 나누는 키스와 애무 등으로 성욕이 강하게 유발되는 사람도 있다. 러브 메이킹의 전조로서 성애(性愛)를 그린 책을 보기도 하고, 또는 포르

노 비디오를 보며 섹스를 상상하고 즐길 수도 있다. 또 두 사람만의 환타지를 즐기거나 잠자리에서 은밀한 대화를 나누는 사람도 있다.

일단 성행위 단계에 들어서면, 무엇을 어떻게 할 것인가 하는 것은 개인에 따라 다르다. 거기에는 어떤 룰도 있을 수 없다. 주위 상황에 의하는 자극도 러브메이킹에 깊이와 즐거움을 더해준다는 의미에서 무시할 수 없다. 전체 분위기를 완전히 어둡게 하고 방향제의 향기를 즐기는 사람도 있고, 촛불이나 소프트한 채광을 즐기는 사람도 있으며, 서로의 반응을 잘 볼 수 있도록 거울을 사용하는 사람도 있다.

단순히 몸을 접촉하는 애무도 두 사람에게 큰 편안함과 즐거움을 줄 수 있다. 포옹하거나 만져주는 시간이 서로의 친밀감을 높여주고 만족감을 높여준다. 마사지도 일종의 흥분제 역할을 한다. 손을 사용하든 전기 안마기를 사용하든 상관없다. 상대방의 어느 부분을 만져야 기뻐하는지 그것을 알고 있으면 손재주 같은 것은 필요 없다.

여성의 경우는 대개 손이나 입으로 유방을 자극하면 오르가슴에 도달하거나 오르가슴에 가까운 상태에 도달할 수 있다. 남성의 경우에도 사람에 따라서는 젖꼭지의 감각이 예민하여 만지거나 입으로 빨면 강한 희열감을 느끼기도 한다.

상대방의 몸을 쓰다듬거나 만지는 것은 입을 포함하여 몸의 어느 부분으로도 할 수 있다. 그리고 오르가슴에 이를 때까지 자극할 수 있다.

손가락, 손목, 팔꿈치, 또는 무릎 등이 클리토리스를 자극하는 데 사용되며, 손이나 겨드랑이에 페니스를 감싸는 방법도 있다. 또 서로 가슴이나 엉덩이를 대고 미는 것도 가능하다.

성기를 가장 만족시켜줄 수 있는 방법이 성교만은 아니라고 하지만 성교가 역시 가장 보편적인 행위이다. 성기의 삽입에 의해 성교를 하는 것은 개인의 능력이나 기호에 따라 여러 가지 형태가 있다. 또 체위가 다르면 다른 대로의 장점도 있다. 움직임을 가미하는 편이 좋다는 사람도 있고 수동적인 편이 좋다는 사람도 있다.

편한 자세를 터득하기 위해서는 독창적으로 접근해보아야 한다. 그리고 반복되는 도전과 실패에 소비된 시간이 또한 큰 도움이 된다. 고령자인 경우, 몸에 부담이 되지 않는 엎드린 형태로 성교에 적응할 수 있도록 하는 것이 좋다는 커플도 있다. 여러 가지 크기의 쿠션을 옆에 두어보는 것도 좋다. 자세에 따라서는 그 쿠션이 편하게 느껴질 수도 있고, 다소 도움이 되기도 할 것이다.

생식기의 감각은 부족하다 해도 항문 부분에는 민감함이 남아 있을지 모른다. 따라서 성의 유발 행위가 중요하다. 질에 의한 성교를 하는 동안에도 항문이라든가 그 내부와 접촉하는 감각을 즐기는 여성도 있다.

입은 생식기와 마찬가지로 흥분과 기쁨을 주는 성적 기관이다. 몸 중에서 입술과 혀가 촉각과 온도에 가장 예민하다는 사람도 있다. 냄새나 맛, 상대방의 피부 촉감에서 오는 감각이 즐거움을 높여주는 것은 분명하다. 귀·목·손목·유방 등과 마찬가지로 민감한 부분인 혀나 입은 흥분도를 높여주는 신체 부위이다.

사람에 따라서는 입을 성기로 하는 자극, 즉 오럴 섹스에 당혹감을 느낄 수도 있다. 그러나 여성이 남성의 페니스나 그 주변을 입이나 혀로 자극하거나 남성이 여성의 외음부와 클리토리스를 입이나 혀로 자극하는 방법은 진보적 성을 선택하려는 사람의 자유이다.

모든 커플에게 있어서 성교는 매우 개인적인 부분이며 각자의 선택과 필요에 따라 발전 변화한다. 애정이 있고 의지가 강하며 연구를 많이 하는 커플이라면 한쪽 또는 양쪽이 고령자라 하더라도 자신들의 성욕을 충족시킬 수 있는 방법을 발견해내 최고의 즐거움을 나눌 수 있을 것이다.

　　인간의 섹스란 성기 결합을 포함한 남녀 사이의 전인간적 커뮤니케이션이다. 서로 따뜻하게 신뢰하는 남녀관계야말로 얼마든지 성장할 수 있는 관계이다.

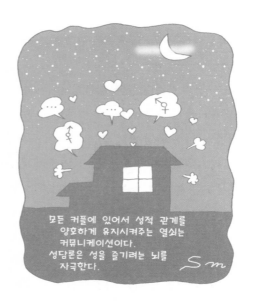

모든 커플에 있어서 성적 관계를
양호하게 유지시켜주는 열쇠는
커뮤니케이션이다.
성담론은 성을 즐기려는 뇌를
자극한다.

# 마스터베이션도
# 성 감각의 한 표현이다

힌트 79

건강하며 정상적 행위에 의한 마스터베이션은 자신의 욕구를 충족시키고 기쁨을 주는 적극적 방법이다. 그것은 기분을 좋게 하며 성적 긴장감에서 해방시켜줌과 동시에 자신의 몸을 이해하기 위한 탐지법이기도 하다.

마스터베이션은 생식기 이외의 다른 부위에서도 가능하다. 자신의 몸을 만져보고 쓰다듬다 보면 어떻게 이를 느끼고 반응하는지 알게 된다. 기분이 좋아지고 즐거워지는 것이 무엇인가를 알면 상대방과 보다 좋은 커뮤니케이션을 가질 수 있다. 독창적인 서로의 마스터베이션은 또 하나의 성교이기도 하다.

마스터베이션은 도덕적이나 의학적으로 죄악시되어 왔다. 그러나 마스터베이션은 성이 주는 기쁨 가운데 하나로 죄의식을 가질 필요는 없다. 몸에 해를 끼치는 것도 아니다. 오히려 적극적으로 성을 즐기려는 뇌에 자극을 주고 성적 만족을 얻을 수 있는 행위 가운데 하나이다.

성에 있어서는 개인적인 차이가 크다. 뿐만 아니라 근래에는 성을 즐기는 연령층이 뚜렷하게 낮아지고 있다. 남자아이라면 거의 누구나 마스터베이션을 한다. 그렇게 함으로써 성적 충동을 조절하게 된다. 누구나 자신의 소년 시절을 돌이켜보면 납득할 수 있을 것이다.

그러한 쾌감을 처음 알게 됐을 때에는 하루에도 몇 번씩 자위하지만, 그러다가 반드시 스스로 조절하게 되므로 걱정할 필요는 없다. 남자에게는 여자와는 달리 배출욕이 있다. 끊임없이 만들어지는 정액을 토해내려는 욕망은 남자에게만 있다. 마스터베이션은 참으로 자연스러운 행동이다.

마스터베이션뿐 아니라 성 감각의 표현에는 수없이 많은 방법이 있다. 어느 것이 옳고 어느 것이 잘못된 것이라고 말할 수는 없다. 그것이 즐겁고 만족할 수 있다면, 두 사람이 좋다고 생각되는 방법이라면 어떤 것이든 옳은 방법이다.

성의 표현에는 법칙도 없고 점수판도 없다. 두 사람의 기쁨만을 득점으로 삼을 뿐이다. 그 목적은 자신이 즐기는 데 있다. 최선을 다해서 최고의 즐거움을 얻고 상대방도 즐겁게 해주려는 노력 자체가 목적이 될 수 있다.

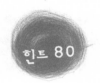

# 웨르네스의 열 가지 규칙을 지침으로 삼는다

뇌를 활성화하여 삶의 원동력으로 삼는 데에는 감동이 필요하다고 했다. 사람은 평생 배우며 살아야 한다는 말도 그 때문이다. 그것이 이루어져 있는 사람의 얼굴에는 참으로 아름다운 기운이 발산된다. 그것은 요컨대 뇌의 문제이다. 대머리가 되었지만 어린아이와 같은 어른이 있는가 하면, 대머리를 멋지게 표현하여 매력을 발산시키는 사람도 있다.

후자의 뇌는 활기에 넘쳐 있다. 호기심이나 감동에 넘친다는 것은 뇌의 활성이 유지되고 있으며 감성이 풍부하다는 것을 말해준다. 그런 사람의 표정에는 다양한 매력이 있다. 표정이라는 단어의 '정'은 마음을 가리킨다. 즉 표정이란, 마음을 나타내는 것이다. 표정이 마음을 나타내는 이상 뇌와 관계가 있는 것도 당연하다.

성적 매력을 원하는 뇌와 그 뇌의 젊음을 유지하기 위해서는 마음을 언제나 젊게 하는 것이 중요하며, 몸을 건강하게 유지하기 위한 식생활도 중요하다.

성인병의 원인으로 어릴 적부터의 식성도 관계가 있음을 알 수 있다. 소금기가 많은 전통 음식의 맛, 또는 기름기가 많은 육류에 익숙해지면 고혈압이나 동맥경화에 걸리기 쉽다. 농약 등에 오염된 식품이 장기간 몸 안에 들어오거나 균형이 잡히지 않은 식품 섭취 때문에 면역 반응이 둔화되면 몸 안에 숨어 있는 좋은 암 유전자가 외래의 바이러스와 열·방사선·화학물질 등에 의해 나쁜 암으로 변신한다.

평소에 감기를 잘 앓는 사람은 면역반응이 약하기 때문이다. 그들은 우선 식성을 바꾸고 적절한 운동과 리드미컬한 생활로 면역성을 높이도록 노력하는 것이 중요하다.

필자와 연구하는 동료들 사이에는 '웨르네스의 열 가지 규칙' 이라는 것이 지켜지고 있다. 10가지 규칙은 다음과 같다.

- 식사에 있어서는, 고기는 적게 야채는 많이 섭취할 것[少肉多菜]
- 짠 것은 적게 신 것은 많이 섭취할 것[少鹽多醋]
- 밥은 적게 과일은 많이 섭취할 것[少糖多果]
- 적게 먹고 오래 씹을 것[少食多嚼]
- 적게 입고 자주 씻을 것[少衣多浴]
- 담배를 피우지 않고 좋은 공기를 마실 것[少煙多氣]
- 화내지 않고 많이 웃을 것[少怒多笑]
- 욕심내지 말고 많이 베풀 것[少欲多施]
- 공연한 걱정 하지 않고 푹 잘 것[少煩多眠]
- 차를 타기보다는 많이 걸을 것[少車多步]

비타민E는 젊어지는 호르몬으로 알려져 있다. 그것은 쌀과 보리의 배아나 땅콩, 아몬드 등 콩류에 많다. 또한 동맥경화를 방지하는 프라스타그란딩의 원료가 되는 EPA라는 물질은 우리가 흔히 등 푸른 생선이라 부르는 정어리나 고등어, 꽁치, 전갱이에 많이 포함되어 있다.

한편 레시틴이라는 단백질은 콩, 작은 생선, 장어, 식물성 기름 등의 섭취로 충분하다. 특히 콩에는 그 함유량이 많다. 요컨대 햄버거 등 패스트푸드에 의존하지 말고 우리가 전통적으로 조상 때부터 먹어오던 음식을 잘 씹어 먹는 것이 노화 방지를 위한 좋은 방법이 된다.

쾌락은 결코 천한 것이 아니다. 참다운 쾌락은 성을 즐기려는 뇌와 함께 활기찬 표정을 가져다 주며 매력을 발산할 수 있는 사람에게만 허용되는 것이다.

# 뇌에 생기를 불어넣는 처방법 5

* 섹스를 하면 뇌의 활동이 활발해진다는 것은 오감을 통해 얻어지는 쾌감으로서 대뇌가 활성화되기 때문이다. 남자와 여자의 마음이 하나가 되기만 하면 거기에서 행해지는 모든 것은 쾌감으로 이루어진다.

* 섹스를 생각하고 실제로 행동에 옮겨보고 싶다는 마음은 결코 천한 것이 아니다. 이것은 거대한 뇌(성을 즐기려는 뇌)를 가진 우리들 인간의 본능이며 숙명이기도 하다.

* 성적 쾌감이 뇌를 발달시키고 사람을 아름답게 한다. 특히 성에 관한 한 사람은 체면을 뒤로하고 자신의 욕망을 채우기 위해 급급해한다. 사람은 누구나 이 쾌감 원칙을 충족시킴으로써 생생해지고 아름다워진다.

* 성의 쇠퇴를 방지하려면 일손을 멈추고 쉬며 뇌에게도 휴식을 주어야 한다. 그 결과 사랑의 커뮤니케이션이 회복되면 그만큼 뇌(=성을 즐기려는 뇌)가 활성화된다.

* 이성을 사랑함으로써 뇌는 젊음을 유지한다. 중 · 노년기 남성의 성의 경우, 육체적 쇠퇴를 정신으로 커버할 수 있다. 그로써 뇌의 젊음을 유지할 수 있다.

* 폐경은 여성에게 있어서의 새로운 성의 시작이다. 성기 결합만이 섹스라고 오해하지 말아야 한다. 언어가 있으며 손이 있고, 오감의 수용기가 흩어져 있는 피부의 존재를 잊어서는 안 된다. 여성에게 필요한 것은 어디까지나 파트너와의 정신적인 일체감이다. 그 일체감을 가진 파트너가 피부와 점막을 자극하면 비로소 본능에 숨어 있던 성욕이 타오른다. 섹스를 즐기려는 뇌도

또한 마찬가지이다.

* 발기불능을 해결하려면 가정 안팎에서의 스트레스를 날려버릴 수 있는 생활 방법에 철저해야 한다. 특히 효과적인 것은 부드러운 몸을 만들며 온몸의 촉각 자극과 파트너와의 즐거운 성적 대화를 병행하는 것이다.

* 성교만이 정상적이며 만족스러운 성의 표현이라고 생각하는 것은 근거 없는 얘기다. 성의 기쁨을 주고 받을 수 있는 방법은 얼마든지 있다. 찾아낼 의지만 있으면 누구나 만족을 누릴 수 있다.

* 강한 만족감을 느낄 수 있는 오르가슴이 없어도 상대방에 대한 자상한 배려와 신체적 접촉은 할 수 있다. 오르가슴이 반드시 필요한 것은 아니다.

* 남녀간에 좋은 성관계를 유지하기 위해서는 '성을 즐기려는 뇌'에 의한 커뮤니케이션을 서로 나누는 것이 중요하다.

* 뇌의 젊음을 유지하려면 마음을 젊게 하는 것이 중요하다. 또한 몸을 건강하게 단련하기 위해서는 식생활에 유의해야 한다.